上海市虹口区「国医强优」三年行动计划
薄氏针灸流派传承体系研究（HKGYQYXM-2022-18）

薄氏针灸传承经验集

主编　薄化君　罗智源

全国百佳图书出版单位
中国中医药出版社
· 北 京 ·

图书在版编目（CIP）数据

薄氏针灸传承经验集 / 薄化君 , 罗智源主编 .
北京 : 中国中医药出版社 , 2025. 7 (2025. 10重印)
ISBN 978-7-5132-9599-4

Ⅰ . R246

中国国家版本馆 CIP 数据核字第 2025S8R304 号

中国中医药出版社出版

北京经济技术开发区科创十三街 31 号院二区 8 号楼
邮政编码　100176
传真　010-64405721
河北盛世彩捷印刷有限公司印刷
各地新华书店经销

开本 880×1230　1/32　印张 5.75　字数 115 千字
2025 年 7 月第 1 版　2025 年 10 月第 2 次印刷
书号　ISBN 978-7-5132-9599-4

定价　29.00 元
网址　www.cptcm.com

服 务 热 线　010-64405510
购 书 热 线　010-89535836
维 权 打 假　010-64405753

微信服务号　zgzyycbs
微商城网址　https://kdt.im/LIdUGr
官 方 微 博　http://e.weibo.com/cptcm
天猫旗舰店网址　https://zgzyycbs.tmall.com

如有印装质量问题请与本社出版部联系（010-64405510）

编委会

前　言

　　中医药学是中华民族传承数千年的智慧结晶，针灸作为其重要组成部分，以独特的理论体系和显著的临床疗效惠泽众生。薄氏针灸历经数代传承，融汇经典医籍精髓与数代人的实践经验，形成了独具特色的诊疗体系。今将薄氏针灸学术思想与临床精粹编纂成册，既是对传统针灸文化的传承与守护，亦是面向现代医学发展需求的一次重要探索。

　　在当代医学模式由"疾病治疗"向"健康管理"转型的背景下，薄氏针灸"天人合一"的核心理念与"调气通络"的治疗特色展现出新的时代价值。本书系统梳理薄氏针灸理论脉络，精选数十则经典验案，旨在为针灸临床工作者提供可资借鉴的诊疗范式，为中医教育者搭建理论与实践结合的教学桥梁，更可为现代医学研究提供传统医学的独特视角。尤其在慢性病管理、亚健康调理及康复医学领域，薄氏针灸"简、便、效、廉"的优势将焕发新的生命力。

　　全书以"守正创新"为纲领，凸显三大特色。一曰"道术合一"，首次完整呈现薄氏"七星针术"理论体系，根据《灵枢经》中经气运行的规律，结合道家北斗七星的运转法则，选择相应的穴位治疗人体疾病。二曰"针灸结合"，针所不为，灸之所宜。薄氏针灸疗法将七星针术与独特的艾药方相结合，发展出了独具特色的温针疗法，可起到温振元阳、培补命门、疏经通络、调动气血等多重作用。三曰"医案为鉴"，所载案例皆经严格筛选，每案附辨证治疗、针方操作等，实现经验传承的可重复性与可操作性。

在编纂过程中，本书恪守"真传""真效"的准则："真传"，所有内容均源自薄氏嫡传手稿及跟师笔录，经三代传人交叉印证，确保学术纯正性；"真效"，所选方案均经过五年以上临床重复验证，疗效评价参照国际通用标准。

本书付梓之际，我们既怀敬畏之心回望先贤智慧，更以开放之姿展望学科未来。冀望此书能如桥梁般连接传统与现代，似明灯般指引临床实践，让薄氏针灸的精妙技艺在新时代焕发异彩，为人类健康事业贡献中医智慧。疏漏之处，恳请同道指正，共续针灸学术之华章。

薄氏针灸流派传承工作室

2025 年 5 月 20 日

目　录

卷上 总论

一、薄氏针灸历史与特点

薄氏针灸疗法起源于清末民初，历经数代传承，经过长期的交流碰撞与临床实践检验，形成了独具特色的学术思想与临证经验。其核心始终坚持"天人相应"的思想理念，以七星针术为特殊手法，以温针疗法为特色技艺，临证审察，施之所宜，和而调之，取穴少而精，见效迅速且疗效显著，临证收效显著。

薄氏针灸是近现代中医学的一部分，同样以阴阳五行、气血津液、脏腑经络、辨证论治为理论基础，尤其注重经络诊察与"天人合一"思想。从古至今，"天人合一"思想在社会人文发展与中医学发展历史中始终占据重要地位。《周易》载："夫大人者，与天地合其德，与日月合其明，与四时合其序。"《灵枢》有云："人与天地相参也，与日月相应也。"时至今日，"天人合一"的整体观仍是中医学不可撼动的显著特征，也是薄氏针灸疗法最为注重的核心理念之一。

作为薄氏针灸疗法核心技艺的"七星针法"源于宋代，后在金元时期于民间流传。它深受《黄帝内经》（简称《内经》）思想的影响，以"马丹阳天星十二神针"为基础，结合道家北斗七星理论，经过不断临证实践完善，逐渐发展成为一系列独特的针法要诀，屡获奇效。在薄氏针灸传承的数百年间，这一技艺以口授心传的方式传承和发展。

温针灸是薄氏针灸的特色疗法之一。温针灸是毫针加以艾炷灸的一种针灸疗法，其起源可追溯至秦汉时期，并随着社会发展与工业进步逐渐优化完善施术方法。薄氏针灸传承发展于温针疗法盛行的地域，当时百姓饥寒交迫者甚多，苦痹证日久，温针疗法温通补益之功如汤泼雪，解除了诸多百姓的病痛。在动荡困苦的时局中，薄氏针灸将温针疗法融入自身针灸特色，以其简便易行、疗效显著的特点得到了进一步发展。

二、理论基础

1. 本于"天人合一"

纵观华夏五千年文明史，政治、农事、军事等诸多领域皆深植"人法于天"的理念，旨在追求人事与天道的和谐统一。《周易·系辞》云："是故法象莫大乎天地，变通莫大乎四时，县象著明莫大乎日月。"日月流转、星辰运转、四时更迭、昼夜交替，时间与空间的变换是古代中国先贤认知世界、孕育衍化文化思想的重要参照。"仰观于天，俯察于地"，阴阳之道，最初源于日光之向背，五行学说则为阴阳的衍化。天道与人道相贯通，中国古代之圣贤皆深谙天文在中国文化中的根源性意义。

《淮南子》载："天地以设，分而为阴阳……天有九重，人亦有九窍；天有四时以制十二月，人亦有四肢以使十二节；天有十二月以制三百六十日，人亦有十二肢以使三百六十节。故举事而不顺天者，逆其生者也。"基于对天地的观察与对生命的观察，古人察觉到年龄变化、季节变化、环境变化会对人体产生规律性影响。人身即一小宇宙，小宇宙与身外大宇宙浑然一体是长生久视之道。故而，人与自然的和谐统一成为古人所追求的最高境界。《内经》体系以天道为基石，进而运用天文定位之理，诊断或治疗疾病。如东西相反，位置相对，力量相冲，故能互相生克以疗疾。基于此，圣人援天文演化出经久不衰、博而能约的中医学。

《素问·阴阳应象大论》云："气穴所发，各有处名。"古人对腧穴的命名皆有所意，同样受到了天人合一思想的影响，如日月、上星、天鼎、魂门、气海、血海、地机、承山、丘墟等，上察天文，下观地理，中通人事，多有借鉴。亦如《扁鹊神应针灸玉龙经》所载三才穴："天、地、人，三才也，涌泉同璇玑、百会。百会在顶，应天主乎气；涌泉在足底，应地主乎精；璇玑在胸，应人主乎神。"又如"春气在毛，夏气在皮肤，秋气在分肉，冬气在筋骨"，"故灸焫者，亦从北方来"，"阳日治腑，阴日治脏"等，皆是天人合一思想在针灸发展历程中的深远影响。

2. 参于日月星辰

在中国源远流长的历史长河中，对星辰的崇拜一直占据着举足轻重的地位。其中，北斗七星以其独特的运行规律，成为古人观察天象、探索自然的重要工具。自然界的季节更迭与天空中日月星辰的位置变化息息相关。随着斗转星移、春去秋来，世间万物在日月星辰的照耀下生死更替。人们通过观察日月星辰的运行规律，不仅能够掌握时间流转、季节更替的奥秘，而且能够洞察天地间的变化规律，从而顺应自然、和谐共生。

人体内部的气血运行亦与天空中二十八宿的运转紧密相连。古人认为，人体是宇宙的一个缩影，其生理与病理节律与天文、气象现象之间存在着微妙的联系。日月星辰的运动规律不仅影响着自然界的万物生长，更在无形中调控着人体的精气运行。这种天人相应的理念，不仅反映了古人对人与自然和谐共生关系的深刻理解，更为后世医学、养生等领域提供了宝贵的启示。

北斗七星，由天枢、天璇、天玑、天权、玉衡、开阳、瑶光七星组成，宛如一把巨大的勺子悬挂在夜空之中。其独特的形状与光辉使得北斗七星在古代天文学中占据了举足轻重的地位。古人通过观察北斗七星的流转变化，不仅能够确定方向，更能够推测出时令的变化，指导天之政化，成为他们追求长生不老、探寻宇宙真理的重要指引。

在针灸学中，众多穴位亦以星辰命名，以体现人体与宇宙之间的紧密联系。这些穴位不仅是人体气血运行的关键节点，更是连接人与自然、沟通天地的桥梁。《内经》对日月星辰的运动规律与人体精气运行之间的关系进行了深入阐述。人体的精气遵循日月星辰的运动规律在经络中运行，从而维持着生命的活力与平衡稳态。《素问》曰："平旦至日中，天之阳，阳中之阳也……鸡鸣至平旦，天之阴，阴中之阳也。故人亦应之。""凡刺之法，必候日月星辰、四时八正之气，气定乃刺之。"人体营卫气血运行与自然界之四时五气、昼夜节律相合，针灸须应天时、知更替，从而更好地调节气血阴阳。

3. 衍自《内经》

七星针法参照"天人合一"的理念，根据《灵枢》中经气运行的规律，取法于北斗星系的运转法则，选择相应的穴位治疗人体疾病。其内涵并非一成不变的固定穴位，而是取北斗七星之内蕴，根据人体生理病理的不同状态灵活变化选穴的一种取穴思路。

人体气血运行于二十八经脉中，与周天二十八星宿相应。营卫偕行，应于周天。所谓二十八脉，即包括手之三阴三阳、足之三阴三阳，上下左右共计二十四脉，加之阴阳跷脉、任督二脉，共二十八脉，周身长十六丈二尺，阴阳相贯，首尾相接，逐经相传，构成了周而复始、如环无端的流注系统，使气血周流全身，起到濡养周身、抵御外邪的作用。

《灵枢·卫气行》又曰："岁有十二月，日有十二辰，子午为经，卯酉为纬。天周二十八宿，而一面七星，四七二十八星。房昴为纬，虚张为经。是故房至毕为阳，昴至心为阴。阳主昼，阴主夜。故卫气之行，一日一夜五十周于身，昼日行于阳二十五周，夜行于阴二十五周，周于五脏。"卫气运行有度、节律正常、如环无端，遵照太阳沿周天诸宿运行的节度。《灵枢·营卫生会》记载，二十八条经脉与中天二十八星宿相互对应，气血在经脉中的循行比类太阳在天穹上的运动。气血在人体二十八经脉循行五十周的时间，即太阳运行天球一周的时间（一昼一夜）。因此，气血运行的情况决定了人体疾病的发生与否，而健康状况即可从经脉中气血运行的状态反映出来。

人体周身三百六十二个经穴比类天穹上不同的星宿。腧穴不仅是气血输注的部位，也是邪气侵袭的通道，是针灸防治疾病的要点。腧穴犹如繁星星辰，有其独有的特性及功效。例如，天枢穴既是北斗第一星的名称，又为人体阳明经中的要穴。在天体系统中，北斗七星入夜时常常处于中天不变的位置，而且随着春夏秋冬四时时令不同，斗杓会指向不同方向，七星针法亦按照四季时令变换取穴，以对应人体随四时之变的规律。通过"天人合一"整体观的比类，参照《内经》中所记载的经气运行法则与针法要诀，将人体与宇宙运行联系起来，为临床取穴治疗提供依据。

4. 针所不为，灸之所宜

"阳气者，若天与日，失其所，则折寿而不彰。"阳气
是万物生命运转的原动力。《本草正》言："艾叶，能通十二
经，而尤为肝脾肾之药，善于温中、逐冷、除湿，行血中
之气，气中之滞。"艾叶气味芬芳，味苦而性温，故善温中
散寒，是温补阳气、驱散阴霾的重要治疗手段。

温针灸是针刺与艾灸相结合的一种独特疗法，适用于
既需要留针又需要施灸的疾病。早在《伤寒论》中就有关
于温针的记载，《针灸大成》进一步进行了详述："其法针穴
上，以香白芷作圆饼，套针上，以艾灸之，多以取效。"自
先秦两汉起的较早时期，因生产方式与冶铁技术不如现代
发达，毫针并不如今日纤细、简便、成本低廉，艾灸的使
用也多为简单直接地将艾绒放于皮肤上燃烧，故而现今这
种将艾炷捻裹于针柄上点燃的温针疗法未能直接发展壮大。
但《黄帝内经素问吴注》与《类经》中都曾提及："纳针之
后，以火爆之暖耳，不必赤也。"《针灸大成》记载："凡下
针……温针一理最为良，口内调和纳穴场，毋令冷热相争
搏，荣卫宣通始得祥。"以加热之法使针暖起来的理念，即
温针之法，一直有所流传。随着时代发展与工艺的进步，
以艾温针之法逐渐兴盛，并经过多年的临床实践，不断得
到完善、改良与发展。

薄氏针灸疗法的温针灸并非简单地使用艾叶进行灸治，
而是使用结合了地域特色与流派特色的艾药方。这些艾药

方往往由多种中草药精心配伍而成，具有更强的温经通络作用。相比单纯的艾叶灸，结合艾药方的温针灸能够更好地发挥温中散寒、行气活血的功效，从而达到治疗疾病的目的。

三、针法要诀

1. 七星针法要诀

七星针术为薄氏针灸疗法的核心取穴方法，本于《灵枢》中针法要诀，取法于"天人合一"思想，参照以北斗为代表的日月星辰运行法则，按四时变换的取穴方法对应人体经气流转的规律，以辨证施针。

（1）临床常用穴位

薄氏七星针法在临床中常用穴位为身体中人神所在之地，以大极穴为北极中天，其他位于头背部的"神"字穴位为辅佐，以神阙穴为中心取北斗七星穴位为主，再灵活运用辅弼二穴作为临证变化，以此在人体之中建立一个和自然宇宙相同状态的"小宇宙"。具体常用穴位如下：

大极穴：即百会穴。犹如北极星居于最高巅，百病皆取此穴位。前顶后一寸五分，顶中央旋毛中，直两耳尖。手足三阳，督脉之会。百病皆治。

神庭穴：为人神出入之庭地。直鼻上入发际五分。足太阳、督脉之会。

神聪穴：即四神聪穴，当百会前后左右各一寸，为人神所在之地。

神阙穴：当脐中，为人神栖止之宫阙，是人神先后天唯一沟通的道路。此穴多用于温针灸。

神门穴：即神门穴向外一寸，尺侧腕屈肌腱外侧腕横纹上凹陷处，为人神出入之门路。

太一穴：即太乙穴，为人神游走之道路。

天枢穴：为北斗七星中第一颗星。七星针法必取穴位。

璇玑穴：为北斗七星中第二、第三颗星。

天权穴：即水分穴与阴交穴，为北斗七星中第四颗星，分别位于脐中上下各一寸。

玉衡穴、开阳穴、瑶光穴三穴：根据春夏秋冬不同时令分别选取上下左右四个方向三穴，为北斗七星中第五至七颗星：上为下脘至巨阙，左右为肓俞、大横、带脉、章门，下为气海至中极诸穴。

辅弼穴：为北斗九星中辅弼二星，此二穴为辅佐主穴治疗，行手法之穴，取法关键在"马丹阳天星十二穴"口诀之中。中医传统针灸观念认为此口诀为单独取穴方法，可单独使用。而在七星针法中，为配合配方穴位，根据临床不同疾病选择使用。口诀内容为："三里内庭穴，曲池合谷接。委中承山配，太冲昆仑穴。环跳与阳陵，通里并列缺。合担用法担，合截用法截。三百六十穴，不出十二诀。治病如神灵，浑如汤泼雪。北斗降真机，金锁教开彻。至人可传授，匪人莫浪说。"具体为两穴配合使用。

（2）七星针术特点

首先，七星针法的治疗特色是以调神为主，上、中、下三部皆取穴。取穴方法如下：在头部，取百会、本神、神庭、四神聪等穴，以达到调神及调整机体功能的作用；在腹部，取神阙、天枢、太乙、璇玑、气海、关元、中极等穴位组成"斗"，通过针灸调整脏腑功能，调畅周身气机，以治疗消化、呼吸、循环等多系统病证；根据病证阴阳虚实之不同，取辅星与弼星之意，灵活选取大横、带脉、章门等穴位，进一步增强针灸疗效，扩大治疗范围。

其次，取穴少而精。上部取穴 1～2 穴，中部取穴 4 穴以内，下部取 2 穴，总体为 3、5、7 穴，最多 9 穴。

最后，注重针刺补泻手法。补泻二法为"进""退"二法：进法为补法，退法为泻法。行针者需神气安定，意存进退之意——快速进入地部、稍缓退至人部即为补法；缓慢进入地部、快速退至人部则为泻法。此法一进一退即可得气，达到补泻目的。

2. 温针疗法要诀

温针疗法秉承"大炷力猛，穴少火久"的治疗原则，采取针刺中加灼艾的方法，同时发挥温热、穴位刺激、艾药渗透三重叠加作用，具有温阳散寒、疏经通络、活血养血、固本益元、宣痹止痛、缓解疲劳、提神醒脑等功效。其特点包括选穴精简、施灸时间长、疗程适中、以神阙穴为中心取穴等。

（1）艾药方

薄氏温针灸所使用的艾炷，以特制艾药方代替纯艾叶炷，进一步增强温经通络之效。艾炷方药以麻黄、细辛、桂枝、川芎、白芷等气味芳香雄烈的草药为主，将这些草药研磨成粉后混入艾绒，卷制而成。

（2）温针作用特点

①得气感明显：针刺穴位皆为人体气机流通的重要节点，局部可产生酸、麻、重、胀等感觉，即经气流动时患者所感知的针感。加之艾灸的温热效应，温以通气，更利于针感的传导。

②透热传热：温针灸的温热能直接向深部组织渗透，可振奋五脏六腑之阳气。热能感传之处，其气轻扬，助行气血，畅达气机，温以缓之。

③艾炷综合作用：艾炷具有温经通络、温补元阳、调畅气机、活血化湿等功效，通过对体表穴位的温热熏灸，并沿针体透热入内，经腧穴补益五脏六腑，结合艾灸的温热刺激与针刺的通络作用，达到协同增效之效。

四、临床应用特点

1.针法操作

首先，以安神、顺气、秘精为治疗原则。"精能养形，气能养神，精气神为壮之道也。"精、气、神三宝为人身之大药。人体疾病的发生，最初为人神之耗损，导致气机不畅，继而精血亏乏。疾病亦由无形之气病，渐致有形之形体病。因此，在选穴中，必选大极穴（即百会穴），或配合神庭、神门诸穴以调整人神，使之安静内养；再选北斗七星诸穴，以调畅上、中、下三焦之气机；最后选取辅弼诸穴以补虚泻实，调补人体正气，祛除有形实邪。

其次，按照七星斗杓所指方位确定针灸处方。例如，春季斗杓指东，除斗魁四穴外，可加取左侧肓俞、大横、带脉等穴以应天时；夏、秋、冬三季皆仿此。

临床中，疾病并非单纯虚实，常见虚中夹实、实中夹虚，或因虚致实、因实致虚。故每位患者均需对辅弼二穴行手法操作，以调动经脉气血、畅通经络、祛除实邪。

在临床实践中，针灸操作的同时，有秘诀二十八句，起到安神定志、凝神静气等作用，皆以口传之。

2. 灸法操作

针刺之法注重取穴精简、静以久留、得气为要，并因人制宜，酌情辅以循按、搓捻、刮摇等行针手法，以精简穴位与巧妙手法为留针聚气之要诀。

施针者得气后，将毫针留置于适当深度，再将艾绒插于针柄上点燃，至艾绒燃尽为止，使温热药力透达腧穴，以愈疾病。

温针灸每次治疗 1 ～ 3 小时，疗程以 10 ～ 15 次为基准，可根据临床需求调整。

3. 主治应用

薄氏针灸疗法融合七星针术与特制艾药方，形成独具特色的温针疗法，具有温振元阳、培补命门、疏经通络、调动气血之效。适用范围广泛，可用于内科、妇科、儿科等常见疾病，如胃胀痛、大便稀溏、泛酸嗳气、慢性气管炎、支气管炎、支气管扩张、慢性鼻炎、慢性关节炎、咳嗽、失眠等；尤其对中医学中的"命门"疾病疗效显著，包括西医学中的泌尿系统疾病、生殖系统疾病及部分内分泌系统疾病，例如，男性前列腺增生、慢性前列腺炎症，以及前列腺疾病引起的腰痛、腹痛、会阴疼痛、白浊、尿等待、尿频、尿急、尿痛、夜尿多、尿血、血精、阳痿、遗精、早泄等男科疾病；还包括女性盆腔器官疾病，如子宫、卵巢、阴道、膀胱等器官疾病，例如子宫阴道下垂、肛门脱出下坠、尿漏、子宫肌瘤、子宫内膜异位、不孕不育、滑胎、多囊卵巢、慢性盆腔炎等。

除七星针术与温针疗法外，薄氏针灸亦结合放血疗法、挑翻疗法等特色技术，对各类病证均有良效。

卷下 各论

一、面瘫（周围性面神经麻痹）

面瘫是以突发性的单侧面部表情肌肌群瘫痪为主要表现的疾病，其临床表现有：额纹变浅甚则消失、抬眉无力或不能、眼睑闭合不全、鼻唇沟变浅、口角低垂、示齿时口角歪向健侧、鼓腮漏气、吃饭时食物残渣易留于齿颊之间，严重者伴舌前 2/3 味觉减退、耳后疼痛、听觉过敏等。病之大端，不外乎寒热虚实。寒证多伴初起感寒、无汗、身痛，舌淡红，苔薄白，脉紧。热证多伴微热、恶风、口干咽燥、口气臭秽、烦渴引饮、多有食滞、大便秘结，舌红，苔黄，脉数。实证多伴头重如裹、头蒙、胸闷，舌胖大，苔白浊或白腻，脉弦滑。虚证多伴心悸气短、神疲乏力、面色萎黄，舌质淡，少苔，脉细无力。

【治疗】

以祛风为主，辅以清热、散寒、化痰。以三阳经穴为主。

【选穴】

主穴：阳白、丝竹空、地仓、颊车、大迎、合谷、足三里、丰隆、下巨虚。

配穴：鼻唇沟平坦，配迎香；人中沟歪斜，配水沟；颏唇沟歪斜，配夹承浆；乳突部疼痛，配翳风；舌麻、味觉减退，配舌面点刺。

【操作】

阳白，透向鱼腰，进针 0.5 ～ 1 寸，平补平泻。丝竹空，向眉中平刺，进针 0.5 ～ 0.8 寸，手法同前。颊车，透向地仓，进针 0.5 ～ 1 寸，施术同前。大迎，避开动脉，平刺 0.3 ～ 0.5 寸，施术同前。合谷，直刺 0.5 ～ 1 寸，施捻转泻法。足三里，直刺 2 寸，施捻转提插补法，令酸胀感向四周扩散为度。丰隆，进针 1 ～ 1.5 寸，施捻转提插泻法。下巨虚，直刺 0.5 ～ 1.5 寸，平补平泻。对双侧足三里、丰隆、下巨虚穴实施温针灸，针刺得气后，将艾炷（直径 2cm）置于针柄上点燃，以穴位局部皮肤潮红为度，留针 30 ～ 40 分钟。

【疗程】

每周针刺 3 次，10 次为 1 个疗程。

【组穴依据】

手、足三阳经均上行头面部，故面瘫病选穴多以手、足阳经及颜面局部腧穴为主。面瘫包括眼部、口颊部肌肉的症状。眼部症状选用阳白、丝竹空，属足少阳经及手少阳经。足少阳经起于目外眦，而手少阳经止于目外眦（丝竹空穴），与足少阳经相连接，两经联系紧密。两穴同用，有祛风通络的作用。口颊部症状选用地仓、颊车、大迎，为治疗面瘫的经验用穴。合谷为手阳明大肠经的原穴，可激发手阳明经气，疏风通络宣表。足三里、丰隆、下巨虚系足阳明胃经腧穴，阳明经"多血多气"，阳明经气通达，则气通血足，筋舒络通；反之，若气血运行不畅，加之素体脾胃虚弱，痰浊内生，则经络阻滞而为病。温针此三穴可活血通络、健脾化痰。

【验案举例】

于某，女，65 岁。

主诉：左侧口眼歪斜 2 天。2022 年 7 月 15 日初诊。

病史：患者 3 天前进食烤肉后受凉，2 天前晨起刷牙时发现左侧面部板滞麻木，左眼闭目露睛，左侧额纹消失，口角向右侧歪斜，漱口漏水，不能鼓腮、吹气，头颅 CT（计算机断层扫描）未见明显异常，诊断为"周围性面神经麻痹"。

查体：血压 118/76mmHg，心率 70 次 / 分。神清，无肢体活动障碍，左侧口眼歪斜，左眼睑闭合不全，迎风流泪，结膜充血，左额纹消失，左侧鼻唇沟变浅，鼓腮漏气，不能做吹气、露齿、皱眉动作，左耳后疼痛，口干，纳食可，小便调，大便干结，睡眠可，舌红苔黄腻，脉右关滑数，左沉。

主穴：患侧取阳白、丝竹空、地仓、颊车、迎香、大迎、夹承浆、翳风；双侧取合谷、足三里、丰隆、下巨虚、内庭。

操作：阳白、攒竹、丝竹空、颊车、地仓、迎香、大迎、夹承浆、合谷、足三里、丰隆、下巨虚，操作手法同前。翳风，直刺 0.8 ～ 1 寸。迎香，向鼻根部斜刺 0.3 ～ 0.5寸。内庭，第二、第三趾间及第三、第四趾间，趾蹼缘后方的赤白肉际处，双针急泻，直刺 0.5 ～ 0.8 寸。对双侧足三里、丰隆、下巨虚穴实施温针灸，针刺得气后，将艾炷（直径 2cm）置于针柄上点燃，以局部皮肤穴位潮红为度，留针 30 ～ 40 分钟。

治疗经过：采用上法治疗 6 次后，左眉微可上抬，左眼闭目露睛明显改善，左侧鼻唇沟明显，左耳后疼痛减轻。治疗 2 个疗程后，面瘫症状已基本消失，未遗留明显后遗症。

【按语】

"面瘫"作为正式病名，首次见于清代廖润鸿的《勉学堂针灸集成》。但关于本病的症状、治疗原则及方法的记载，最早可追溯到《内经》，书中记载的"卒口僻"，说明《内经》时期的医家已观察到此病以口角歪斜为主要症状，且发病突然。关于本病的病因病机，历代文献中有大量记载和讨论。《灵枢·经筋》云："足阳明之筋……从颊结于耳前。其病……卒口僻，急者目不合，热则筋纵，目不开。颊筋有寒，则急引颊移口；有热则筋弛纵缓不胜收，故僻。"指出病因病机为感受寒邪或热邪，寒则收引，热则筋纵，致经筋功能失常。张仲景在《金匮要略》中对病机作了详细阐述，指出其病在肌表，络脉空虚，血少，贼邪乘虚而入，邪正交争，正气不敌，引邪气入内，故口眼歪斜。《诸病源候论·风口㖞候》记载:"风邪入于足阳明、手太阳之经,遇寒则筋急引颊,故使口㖞僻,言语不正,而目不能平视。"其提出面瘫发病以感受风邪为主,夹寒邪中于经络。《类证治裁》曰:"口眼㖞斜,血液衰涸,不能荣润筋脉。"气血亏虚,筋脉失于濡养,可致面瘫。《医门法律》记载,面部气机不畅可致面瘫。

面瘫虽然病因复杂,但总体病机为本虚标实,多由机体正气不足,经络空虚,卫外不固,外邪侵袭,致经气阻滞,经筋失养,筋肉纵缓不收而发病。所以机体正气不足是关键。治疗上以脾胃学说为基础,选取足三里、丰隆、下巨虚进行温针灸,配合针刺颜面部三阳经腧穴,达到扶正祛邪的目的。

二、眩晕(高血压)

眩晕是以自觉头晕眼花或视物旋转动摇为主症的病证。轻者闭目可止,重者如坐车船,旋转不定,不能站立,或伴恶心、呕吐、汗出、面色苍白等症状。眩晕虚证多见头晕目眩,遇劳则发,伴面色少华、神疲乏力、心悸少寐、腰酸膝软、时有耳鸣,舌淡苔薄,脉细。实证多见眩晕、耳鸣、头胀痛或昏重如裹、急躁易怒、肢麻震颤、胸闷恶心、呕吐痰涎、不思饮食,舌质偏红,舌苔厚腻或兼浮黄,脉弦或滑数。

【治疗】

平肝阳、化痰湿、补气血以定眩。以督脉、足少阳经、头局部经穴为主。

【选穴】

主穴：百会、四神聪、风池、水沟、内关、三阴交。

配穴：少寐，配神门；腰酸膝软，配肾俞、悬钟；腹胀、纳呆，配足三里；耳鸣，配耳门、中渚；头重如裹，配头维；胸闷呕恶，配中脘、丰隆；急躁易怒，配太冲。

【操作】

百会、四神聪，平刺 0.5～0.8 寸，平补平泻。风池，针向鼻尖方向刺入 0.5～1 寸，施捻转泻法。水沟，向鼻中隔方向斜刺 5 分，施雀啄手法至眼球湿润为度。内关，直刺 0.5～1 寸，施捻转提插泻法。三阴交，沿胫骨后缘进针 1～1.5 寸，针尖向后，与皮肤成 45° 斜刺，平补平泻。留针 30 分钟。

【疗程】

每周针刺 3 次，10 次为 1 个疗程。

【组穴依据】

百会处头部之颠顶，头为"诸阳之会""清阳之府"，凡五脏精华之血、六腑清阳之气，皆上注于头，故针刺百会有醒脑开窍之功。四神聪属经外奇穴，环绕百会穴分布，具有醒脑健神、通督补髓的功效。风池归属足少阳胆经，为手足少阳、阳维之所会，可平肝息风、清头明目、通利官窍。水沟与内关配伍，有醒脑开窍的作用。三阴交为足三阴经交会穴，可健脾、益肝、补肾。

【验案举例】

张某，男，59岁。

主诉：反复头晕1年余，加重3天。2021年10月20日初诊。

病史：患者1年前无明显诱因出现头晕，后至社区服务中心多次测量血压高于140/90mmHg，血压最高达184/95mmHg，诊断为"高血压"，予氨氯地平片降压后症状改善。3天前患者出现头晕加重，无视物旋转，无恶心呕吐，纳食可，二便调，入睡困难。

查体：血压172/90mmHg，心率82次/分。神清，精神可，言语流利，双侧瞳孔等大等圆，对光反射存在，伸舌居中，无口角歪斜，四肢肌力、肌张力正常，双下肢无水肿，双侧病理征（－）。舌红苔微黄腻，脉弦大。

主穴：百会、四神聪、风池、内关、神门、三阴交、太溪、太冲。

操作：百会、四神聪、风池、内关、三阴交，操作手法同前。神门，直刺0.3～0.5寸，平补平泻。太溪，直刺1寸，施捻转补法。太冲，直刺0.5～0.8寸，施捻转泻法。留针30分钟。

治疗经过：采用上法治疗3次后头晕好转，12次后自觉症状消失，血压降至147/85mmHg。3个月后随访，未复发。

【按语】

关于眩晕病证，医籍中记载颇多。《内经》对其涉及的脏腑、病性归属均有记述。如《素问·至真要大论》曰："诸风掉眩，皆属于肝。"汉代张仲景强调痰饮致眩，认为痰饮是眩晕发生的重要因素，为后世"无痰不作眩"提供了理论依据。宋代以后，医家对眩晕的认识进一步加深。严用和在《严氏济生方》中首次提出外感六淫和七情内伤致眩说，但外感风、寒、暑、湿致眩晕，实为外感病的一个症状，而非主要证候。金元时期，李东垣提出眩晕多由脾虚失运、痰湿内生所致。如《脾胃论》中说："谓之足太阴痰厥头痛，非半夏不能疗。眼黑头旋，风虚内作，非天麻不能除。"其推崇眩晕的治疗以健脾祛湿为主。元代朱丹溪提倡"百病多由痰作祟"，《丹溪心法》记载："头眩，痰夹气虚并火……无痰则不作眩。"明代张景岳在《内经》基础上指出眩晕一证，虚证十之八九。《景岳全书》云："无虚不能作眩，当以治虚为主。"清代叶天士立内风之论，指出眩晕由肝胆"风木之脏"受累、风阳上扰清窍所致。历代医家在临床中不断探索、积累经验，对本病的认识更加全面，已形成了一套完整的理论体系。

本文主要讨论由内伤引起的眩晕。内伤眩晕可分虚实。虚者多为髓海不足、气血亏虚致清窍失养，《灵枢·海论》云："髓海不足，则脑转耳鸣，胫酸眩冒。"实证者，不外乎风、火、痰、瘀壅阻闭塞、扰乱清窍。故眩晕的中医治疗原则为补虚泻实、调整阴阳。临床上眩晕以虚证多见，可选取足阳明胃经腧穴行温针灸治疗，配合局部取穴，临床疗效明显。

三、头痛（偏头痛）

头痛是以头部疼痛为主要临床特征的疾病。头痛可单独出现，亦可见于多种疾病的过程中。头痛寒证可见头部拘急冷痛，痛连项背，恶风畏寒，口不渴，苔薄白，脉多浮紧。热证可见头胀痛，甚则头痛如裂，发热或恶风，口渴欲饮，面红目赤，便秘溲黄，舌红苔黄，脉浮数。虚证可见头痛，遇劳加重，神疲乏力，面色少华，心悸健忘，耳鸣耳聋，舌淡苔薄白，或舌红少苔，脉沉细而弱。实证可见头痛如裹，或头胀痛而眩，或头痛如刺，肢体困重，胸脘满闷，呕恶痰涎，心烦易怒，面赤口苦，耳鸣胁痛，舌胖大，有齿痕，苔白腻，或舌红苔黄，或舌紫有瘀斑、瘀点，脉弦或兼滑或兼涩。

【治疗】

疏调经脉，通络止痛。头局部取穴结合远端循经取穴。

【选穴】

主穴：百会、四神聪、风池、头维透率谷、太阳、合谷、阿是穴。

配穴：前头痛，配阳白、内庭；后头痛，配玉枕、申脉；偏头痛，配率谷、外关；颠顶痛，配内关、太冲；寒证，配风门、列缺；热证，配曲池、大椎；神疲乏力，配足三里、气海；腰膝酸软，配肾俞、太溪；脘腹痞满、呕吐痰涎，配中脘、丰隆；头痛固定不移，痛如锥刺，配血海、膈俞。

【操作】

百会、四神聪，平刺 0.5 ~ 0.8 寸，平补平泻。风池，针向鼻尖方向刺入 0.5 ~ 1 寸，施小幅度高频率捻转补法 1 分钟。头维透率谷，施捻转泻法 1 分钟。太阳，斜刺 0.3 ~ 0.5 寸，平补平泻。合谷，直刺 0.5 ~ 1 寸，施捻转泻法。留针 30 ~ 40 分钟。

【疗程】

每周针刺 3 次，10 次为 1 个疗程。

【组穴依据】

百会位于人体至高正中之头顶处，为督脉、足太阳经交会穴，可通督调神止痛。《太平圣惠方》载："神聪四穴，理头风目眩，狂乱疯痫，针入三分。"故针刺四神聪可清利头目、镇静止痛。头维为足阳明胃经及足少阳胆经的交会穴，有升清降浊之功。风池具有清头明目、通利官窍的功效。太阳属经外奇穴，是治疗头痛的要穴。合谷为手阳明经之穴，有通经止痛的功效。

【验案举例】

周某，女，32 岁。

主诉：反复左颞部头痛近 1 个月。2022 年 1 月 20 日初诊。

病史：患者近 1 个月反复头痛，以左颞部为主，呈胀痛，每因劳累后诱发，疼痛可持续 4～5 小时，休息后症状稍有缓解，甚则恶心，无呕吐，头颅 CT 未见明显异常，神疲乏力，纳食尚可，二便调，多梦易醒。

查体：血压 92/65mmHg，心率 74 次 / 分。神清，精神可，言语流利，双侧瞳孔等大等圆，对光反射存在，伸舌居中，无口角歪斜，四肢肌力、肌张力正常，双下肢无水肿，双侧病理征（－）。舌淡苔薄白，脉细涩。

主穴：百会、四神聪、率谷（患侧）、风池、太阳、神门、合谷、足三里、上巨虚、三阴交。

操作：百会、四神聪、风池、太阳、合谷，操作同前。率谷，平刺 0.5～0.8 寸，平补平泻。神门，直刺 0.3～0.5 寸，平补平泻。三阴交，沿胫骨后缘进针 1～1.5 寸，针尖向后，与皮肤成 45° 斜刺，平补平泻。足三里、上巨虚，直刺 2 寸，施捻转提插补法。对双侧足三里、上巨虚穴实施温针灸，针刺得气后，将艾炷（直径 2cm）置于针柄上点燃，以局部皮肤穴位潮红为度，留针 30～40 分钟。

治疗经过：采用上法治疗 2 次后头痛、头胀明显好转，治疗 5 次后头痛消失。3 个月后随访，未复发。

【按语】

传统中医学对头痛的研究由来已久，早在殷商时期便已有"疾首"一词的记载。《阴阳十一脉灸经》首次明确记载了"头痛"病名。其病因病机的论述首载于《内经》。《素问·风论》提出其病因为"外在风邪寒气犯于头脑"。《素问·五脏生成》提出其病机为"以头痛巅疾，下虚上实"。这些论述奠定了头痛病证的理论基础。东汉张仲景较详细地论述了外感头痛的辨证论治。巢元方提出"风痰相结，上冲于头，可致头痛"。陈言对内伤头痛有了更深的认识，在《三因极一病证方论》中提出"有气血食厥而疼者，有五脏气郁厥而疼者"。朱丹溪认为头痛多因痰与火。至明代，对头痛已经有了充分的认识，认为外感和内伤均可引起头痛。

头痛病的主要病机表现在虚为本、实为标。本虚指的是肝、脾、肾三脏不足，标实包含风、痰、瘀等。据此，临床常辨证选穴，配合头局部经穴。

四、中风（脑梗死恢复期）

中风是以突然昏仆、半身不遂、口舌歪斜、言语謇涩或不语、偏身麻木为主要临床表现的病证。中风寒证多伴肢体瘫软不温，甚则四肢厥冷、面白唇暗，舌质暗淡，舌苔白腻，脉沉滑或沉缓。热证多伴眩晕头痛、面红目赤、口苦咽干、心烦易怒、尿赤便干，甚则肢体强痉拘急，舌质红绛，舌苔黄腻或干腻，脉弦或兼滑数。虚证多伴气短乏力、心悸、自汗、便溏，甚则肢体瘫软、周身湿冷、二便失禁，舌质紫暗，苔白腻，脉沉细缓。实证多伴头晕头痛、痰涎壅盛、腹胀便干便秘，舌质暗红或暗淡，舌苔白腻或黄腻，脉弦有力或兼滑。

【治疗】

疏通经络，醒脑开窍。以手足阳明经、督脉、任脉穴为主。

【选穴】

主穴：百会、水沟、关元、气海、曲池、外关、合谷、足三里、三阴交。

配穴：眩晕，配风池、头维；口眼歪斜，配太阳、下关、地仓、颊车、迎香；失语，配廉泉、金津、玉液；吞咽困难，咽后壁点刺；手指拘挛，配八邪；上肢不遂，配肩髃、肩髎、极泉；下肢不遂，配委中；足内翻，配解溪、丘墟、昆仑。

【操作】

百会，平刺 0.5～0.8 寸，平补平泻。水沟，向上斜刺 0.3～0.5 寸，施雀啄手法 1 分钟，以眼球湿润为度。气海、关元，直刺 1.5～2 寸，施捻转提插补法。曲池，直刺 0.5～1 寸，平补平泻。外关，直刺 0.5～1 寸，平补平泻。合谷，直刺 0.5～1 寸，手法同前。三阴交，沿胫骨后缘进针 1～1.5 寸，针尖向后，与皮肤成 45° 斜刺，平补平泻。足三里，直刺 2 寸，施捻转提插补法。对关元、气海及双侧足三里穴实施温针灸，针刺得气后，将艾炷（直径 2cm）置于针柄上点燃，以穴位局部皮肤潮红为度，留针 30～40 分钟。

【疗程】

每周针刺 3 次，10 次为 1 个疗程。

26

【组穴依据】

百会、水沟均属督脉，督脉为"阳脉之海"，可振奋人体阳气。"脑为元神之府"，而本病病位在脑，故首取督脉以醒脑开窍。曲池为手阳明大肠经的合穴，可疏通经络、调气和血。外关作为手少阳三焦经络穴，有理气活血的功效，与曲池穴相配，可用于治疗上肢痿痹。合谷为手阳明大肠原穴，善于调和气血、通经止痛。气海、关元、足三里均为补虚要穴。气海可益气助阳；关元可培元固本，补益下焦，鼓舞正气；足三里为胃经合穴，可补中益气、健运脾胃。三穴合用可强健肢体、扶正培元。三阴交为足三阴之会，具有滋阴补血的作用。

【验案举例】

梁某，男，65岁。

主诉：左侧肢体活动不利10个月余，加重1周。2022年10月21日初诊。

病史：患者于2022年1月无明显诱因出现左侧肢体无力，当时神清，无头晕头痛，无二便失禁等。患者于外院查头颅MRI（磁共振成像）示脑梗死，查脑MRA（磁共振血管造影）示大脑前动脉、大脑后动脉轻度狭窄，考虑脑梗死。予抗凝、改善脑循环等治疗后，症状好转，遗留左侧肢体活动不利，感觉减退。近1周，患者左侧肢体活动不利加重，伴左手及左下肢麻木，右口角流涎，乏力，纳食尚可，二便调，夜寐安。

查体：血压158/95mmHg，心率83次/分。神清，精神可，言语流利，双侧瞳孔等大等圆，对光反射存在，伸舌居中，无口角歪斜，左侧上肢肌力3级，下肢肌力2级，右侧肢体肌力、肌张力正常，双下肢轻度水肿，双侧病理征（－）。舌红苔白腻，脉沉滑。

主穴：百会、水沟、关元、气海、肩髃、肩髎、曲池、外关、合谷、委中、足三里、三阴交。

操作：百会、水沟、关元、气海、曲池、外关、三阴交操作同前。肩髃、肩髎，直刺1～1.5寸，施捻转提插泻法。合谷，直刺0.5～1寸，刺向三间处，施提插泻法。委中，仰卧位直腿抬高取穴，直刺0.5～1.5寸，施提插泻法，以患侧下肢抽动3次为度，不留针。足三里，直刺2寸，施捻转提插补法。对双侧足三里实施温针灸，针刺得气后，将艾炷（直径2cm）置于针柄上点燃，以穴位局部皮肤潮红为度，留针30～40分钟。

治疗经过：采用上法治疗2个月后，左侧肢体活动明显好转，肢体麻木减轻。

【按语】

中风首见于《金匮要略·中风历节病脉证并治》："夫风之为病，当半身不遂；或但臂不遂者，此为痹。脉微而数，中风使然。"对中风病的病因病机，历代医家论述颇多。张仲景认为，正气虚弱是中风病的发病基础。正气亏虚，加之外感风邪中于机体，导致半身不遂。孙思邈认识到中风之病多由热引起，曰："凡初得风，四肢不收，心神昏愦，眼不识人，言不出口，凡中风多由热起，服药当须慎酒。"

刘完素认为中风病多因五志过极所引起，曰："多因喜、怒、思、悲、恐之五志，有所过极，而卒中者，由五志过极，皆为热甚故也。"李东垣认为，中风病是人体自身病变、本气自虚所致，并非外感风邪。龚廷贤认为，中风病是在气血虚衰、五志失调、酒色所伤等内因的基础上，因外感风邪乘虚而入而发病。缪希雍则认为中风病的病因病机受地域气候影响，如"西北土地高寒，风气刚猛……此真中外来风邪之候也"。晚清及近代医家张伯龙、张山雷、张锡纯进一步认识到本病的发生主要是阴阳失调，气血逆乱，直冲犯脑。至此，对中风病因病机的认识日臻完善。

现代医家认为，中风病位在脑，与心、肾、肝、脾密切相关。导致中风的主要因素包括风、火、气、痰、瘀，病性多为本虚标实。气血亏虚为本病之本，补益气血当贯穿治疗始终。此外，中风患者多为年事较高，而阳气亏虚是中老年人的普遍现象。《医门法律·中风门》曰："偏枯不仁，要皆阳气虚馁，不能充灌所致。"故治疗还应培补元阳。阳气旺盛，可促进阴精的化生，阳为阴主，温阳可促使元气生成，温煦全身，推动脏腑经络经气运行，达到治病目的。

五、颤证（帕金森病）

颤证是以头身及肢体不自主地摇动、颤抖为主要临床表现的一种病证。寒证可伴面色㿠白、畏寒肢冷、四肢麻木、小便清长或自遗、大便溏，舌淡苔薄白，脉沉迟无力。
热证可伴眩晕头胀、面红、口干舌燥、尿赤、大便干，舌
红苔薄黄，脉弦数。虚证多伴眩晕、面色淡白、表情淡漠、
神疲乏力、心悸健忘、纳呆、耳鸣、善忘、重则神呆、啼
笑反常、言语失序，舌淡红胖大，苔薄白，脉弦细或沉细
无力。实证多伴头晕目眩、胸脘痞闷、口苦口黏，甚则口
吐痰涎，舌红胖大有齿痕，苔厚腻或白或黄，脉弦滑或数。

【治疗】

柔肝息风，宁神定颤。以督脉、足少阳经、足厥阴经、
足太阳经穴为主。

【选穴】

主穴：百会、四神聪、风池、合谷、阳陵泉、三阴交、
太冲。

配穴：眩晕头胀、面红易怒，配风府、太溪；头晕耳
鸣、记忆力差，配肾俞、太溪；胸脘痞闷、口苦口黏，配
丰隆、内庭；神疲乏力，配足三里、气海。

【操作】

百会、四神聪，平刺0.5～0.8寸，平补平泻。风池，
针向鼻尖方向刺入0.5～1寸，施捻转泻法。合谷，直刺
0.5～1寸，提插泻法，令针感向指尖传导。阳陵泉，斜向
下刺1～1.5寸，施捻转补法。三阴交，沿胫骨后缘进针
1～1.5寸，针尖向后，与皮肤成45°斜刺，手法同前。太
冲，直刺0.5～0.8寸，施捻转泻法。留针30～40分钟。

【疗程】

每周针刺 3 次，10 次为 1 个疗程。

【组穴依据】

百会、四神聪均位于颠顶部，可醒脑、宁神、定颤。风池属足少阳胆经，可祛风通络。合谷属手阳明经，可通经络、行气血，太冲乃肝之原穴，与合谷相配为"开四关"，可疏肝解郁、息风止痉。阳陵泉为筋之会穴，可柔筋止颤。三阴交为足三阴经交会的穴位，取之可调节肝、脾、肾的功能。

【验案举例】

徐某，男，76 岁。

主诉：右手颤抖 2 年余，加重 1 个月。2022 年 9 月 17 日初诊。

病史：患者于 2 年前无明显诱因逐渐出现右手颤抖，于外院就诊，诊断为"帕金森病"，予口服左旋多巴治疗后未见明显好转。现口服森福罗片（盐酸普拉克索片），每次 0.125mg，每日 3 次。近 1 个月患者右手颤抖较前加重，右手无力，持物困难，时有身体向前冲，反应迟钝，畏寒肢冷，纳可，夜寐安，夜尿频，大便时有不成形。

查体：血压 158/95mmHg，心率 83 次 / 分。神清，精神可，言语尚清晰，慌张、前冲步态，四肢肌肉无萎缩，右上肢静止性震颤，右上肢肌张力呈铅管样强直增高，右上肢肌力 4 级，余肢体肌力、肌张力正常，双侧病理征（－）。舌淡暗，苔薄白，脉沉细。

主穴：百会、四神聪、风池、曲池、合谷、脾俞、肾俞、阳陵泉、三阴交、太溪、太冲。

操作：百会、四神聪、风池、合谷、阳陵泉、三阴交、太冲操作同前；曲池，直刺 0.5～1 寸，平补平泻。脾俞，斜刺 0.5～0.8 寸，施捻转补法。肾俞，直刺 1.5～2 寸，手法同前。太溪，直刺 0.5～0.8 寸，手法同前。对双侧脾俞、肾俞穴实施温针灸，针刺得气后，将艾炷（直径 2cm）置于针柄上点燃，以局部皮肤穴位潮红为度，留针 30～40 分钟。

治疗经过：采用上法治疗 2 周后，患者右手抖动明显好转，畏寒、大便不成形症状好转，仍存在右手拇指无力。治疗 1 个月后，患者右手无力明显好转，反应迟钝、夜尿频好转。

【按语】

颤证又称"振掉""震颤"，古人对此早有所认识。如《素问·至真要大论》云："诸风掉眩，皆属于肝。"掉，即为震颤之意。《素问·脉要精微论》云："骨者，髓之府，不能久立，行则振掉，骨将惫矣。"指出病变与"髓"有关。《内经》的论述为后世阐述本病奠定了基础。至明代，医家们对本病的认识进一步深化。楼英在《医学纲目》中首次提出"颤振病"这一病名。孙一奎在《赤水玄珠》一书中明确提出气虚、血虚是引起颤证的原因。《证治准绳·杂病·颤振》云："此病壮年鲜有，中年以后乃有之，老年尤多。"其认为本病患者以中老年人为主，对其发病特点、预后和治疗进行了详尽的阐述。张璐总结了前辈医家的经验，提出风、火、虚、痰、瘀为本病的病机。

中医学认为，本病病位在脑，涉及肾、肝、脾等脏腑。其病机复杂，但可总结为髓海不足、筋脉失养。《灵枢·经脉》云："足太阳之脉，起于目内眦……其直者，从巅入络脑……夹脊抵腰中，入循膂。"《难经·二十八难》言："督脉者，起于下极之俞，并于脊里，上至风府，入属于脑。"可知，足太阳经、督脉经气与脑之髓海直接相连。足少阳主一身之枢机，取少阳经穴可利其枢机，使血脉经气流行正常。另外，人体的五脏俞位于背部膀胱经第一侧线，刺激相应腧穴可充盈脏腑精气。故针灸治疗本病选穴多以头部穴位、督脉穴、足少阳经及足太阳膀胱经穴为主，补虚泻实，调整人体之阴阳平衡，方能达益髓荣神、息风定颤之效。治法上还应注重顾护脾胃，充后天生化之源，以调理五脏、固本培元。

六、痿证

痿证是以肢体筋脉弛缓、软弱无力、不能随意运动，或伴有肌肉萎缩为主要临床表现的病证。临床以下肢痿弱较为常见，亦称"痿躄"。"痿"是指机体痿弱不用；"躄"则是下肢软弱无力、不能步履之意。痿证的发生主要因感受温毒、湿热浸淫、饮食毒物所伤、久病房劳、跌仆瘀阻等，引起五脏受损，精津不足，气血亏耗，进而肌肉筋脉失养，发为痿证。本病病位在筋脉肌肉，根于五脏虚损，实证多为筋脉肌肉受损，气血运行受阻；虚证多为气血阴精亏耗，筋脉肌肉失养。实证兼见发热多汗，热退后突然出现肢体软弱无力，尤以下肢或两足痿弱为甚，心烦口渴，胸脘痞闷，小便短黄，舌红苔黄腻，脉细数或濡数。虚证起病缓慢，兼见肢体痿软，日渐加重，食少纳呆，腹胀便溏，面浮不华，神疲乏力，苔薄白，脉细弱；或不能久立，伴眩晕耳鸣，下肢瘫痪，腿胫肌肉严重萎缩，舌红少苔，脉沉细。西医学中，痿证多见于吉兰-巴雷综合征、重症肌无力、运动神经元疾病、周期性瘫痪等。

【治疗】

调和气血，濡养筋肉。取穴以手足阳明经穴、相应夹脊穴、足厥阴肝经穴为主。

【选穴】

主穴：手三里、曲池、合谷、颈胸夹脊、髀关、足三里、阳陵泉、三阴交、腰夹脊、太冲。

配穴：食少纳呆，腹胀便溏，配脾俞、胃俞、中脘；眩晕耳鸣，配肝俞、肾俞；手足麻木不仁，配膈俞、血海。

【操作】

手三里，直刺 1～1.5 寸，施捻转提插补法，以酸胀感循经传导为度；曲池、合谷、颈胸夹脊穴均平补平泻，常规操作。足三里，直刺 2 寸，施捻转提插补法，以酸胀感向四周扩散为度。髀关，进针 1～1.5 寸，施捻转提插泻法。阳陵泉、三阴交、腰夹脊直刺 0.5～1.5 寸，平补平泻。

太冲透涌泉1寸，施捻转提插泻法。双侧足三里实施温针灸，针刺得气后，将艾炷（直径2cm）置于针柄上点燃，以穴位局部皮肤潮红为度，留针30～40分钟。

【疗程】

每周针刺3次，10次为1个疗程。

【组穴依据】

阳明经多气多血，选手三里、曲池、合谷、足三里等上下肢阳明经穴，可疏通经络，调理气血，取"治痿独取阳明"之意。夹脊穴位于督脉之旁，可调脏腑阴阳，通行气血。阳陵泉乃筋之会穴，能通调诸筋。三阴交可健脾、补肝、益肾，以达到强筋壮骨之目的。

【验案举例】

许某，女，72岁。

主诉：化疗后右上肢麻木无力1个月。2021年1月7日初诊。

病史：患者于2019年底因乳腺癌行右乳切除及腋下淋巴清扫，2020年1月开始接受化疗、放疗、靶向治疗（赫赛汀，疗程1年）。1个月前，患者出现右上肢麻木无力，近端肢体肌力4级，远端肢体肌力3级，握手困难，无行走困难。头颅CT未见明显异常，诊断为"末梢神经损伤"。目前已停用化疗药物。

查体：血压110/70mmHg，心率72次/分。神清，右上肢活动障碍，近端肢体肌力4级，远端肢体肌力3级，肱二头肌、肱三头肌肌腱反射减弱，肌张力正常，霍夫曼征阴性。口干，纳食差，小便调，大便稀，睡眠差，舌质暗，舌苔白腻，脉细弱。

主穴：患侧取手三里、曲池、合谷、外关；双侧取颈3～5夹脊穴、足三里、丰隆、太冲。

操作：手三里、曲池、合谷、足三里、丰隆，操作手法同前。外关施捻转提插泻法，颈3～5夹脊穴直刺留针。太冲透向涌泉1寸，施捻转提插泻法。双侧足三里、丰隆实施温针灸，针刺得气后，将艾炷（直径2cm）置于针柄上点燃，以穴位局部皮肤潮红为度，留针30分钟。

治疗经过：采用上法治疗6次后，右上肢麻木基本消失，远端、近端肌力均达4级，精细动作仍欠佳。治疗2个疗程后，肌力基本恢复为4⁺，右手可做提袜、拿勺子等日常动作。胃纳可，睡眠可。

【按语】

"痿"之病名首见于《素问·痿论》，该篇指出本病的主要病机是"肺热叶焦"，肺燥不能输精于五脏，因而五体失养，肢体痿软。《三因极一病证方论》记载："痿躄属内脏气不足之所为也。"说明痿与脏腑关系密切。《素问·阳明脉解》曰："阳明主肉，其脉血气盛。"可见，肌肉功能的正常发挥及其形态的饱满程度与足阳明胃经的血气充盈状况有着极其紧密的联系。《内经》中多篇提及治痿取阳明之说。《素问·痿论》记载："论言治痿者独取阳明。"阳明为多气多血之经。《灵枢·根结》曰："故痿疾者，取之阳明，视有余不足。无所止息者，真气稽留，邪气居之也。"

除阳明经外，肝经也为治痿要经。肝主筋，《类经·藏象》云："人之运动，由乎筋力。"可见，四肢的灵活运动除了与肌肉有关，亦与筋之功能正常发挥密不可分。《临证指南医案·痿》云："盖肝主筋，肝伤则四肢不为人用，而筋骨拘挛。"其指出，痿证在临床上除肌肉痿软表现外，常伴有肌肉眴动、肢体挛缩、舌颤、走路摇摆等筋疲特点。《素问·生气通天论》云："大筋緛短，小筋弛长，緛短为拘，弛长为痿。"说明患者筋疲而成痿，而肝其充在筋，故强调治肝以治筋。痿证主要责之于肝、胃二经，补其荥，通其输，则痿渐愈。

七、痉证

痉证，又称"痉""瘛疭""搐搦"，是以项背强直、四肢抽搐，甚至口噤、角弓反张为主要临床表现的病证。该病起病急骤，病情危重，可伴发高热、昏迷等症状。可见于各种原因引起的热性惊厥及中枢神经系统病变，如流行性脑脊髓膜炎、小儿高热惊厥、中毒性脑病、颅内占位性病变、破伤风等。痉证的病因可分为外感和内伤两个方面，感受风、寒、湿邪，壅阻经络，气血不畅，或热盛伤津动风；痰瘀阻滞筋脉，致筋脉失养；肝肾阴虚，肝阳上亢，亢阳化风；或阴虚血少，虚风内动；或误用汗、吐、下法，津伤液脱，亡血失精，均可致痉证。痉证可分虚实，实证起病急骤，高热头痛，项背强急，汗出，甚至昏迷痉厥，

卷下 各论 ◇ 七、痉证

神昏谵语，喉间痰鸣，牙关紧闭，腹满便结，舌红绛，苔黄或少苔，脉弦数。虚证见低热，项背强急，四肢麻木颤动或手足蠕动，头目昏眩，自汗，神疲气短，纳呆，舌质淡或舌红无苔，脉细无力。

【治疗】

醒脑开窍，息风止痉。取督脉、手足厥阴经穴为主。

【选穴】

主穴：水沟、内关、阳陵泉、合谷、太冲。

配穴：高热神昏，配大椎、曲池；头目昏眩、神疲气短，配血海、足三里、关元；神昏不醒，配十宣、涌泉。

【操作】

水沟向上斜刺0.3～0.5寸，强刺激，可用雀啄法捣刺。合谷直刺0.5～1寸，或可透刺劳宫。内关直刺0.5～1寸，阳陵泉直刺1～1.5寸，太冲直刺0.5～1寸，或可透刺涌泉。均施以捻转泻法，亦可用电针，强刺激。可于委中、委阳二穴刺络放血。若患者发病时行针刺，应注意防止滞针、弯针、断针等现象的发生。可于关元穴行温针灸。待针刺得气后，将艾炷（直径2cm）置于针柄上点燃，以穴位局部皮肤潮红为度，留针30分钟。

【组穴依据】

本病病变部位在筋脉与脑，累及肝。筋脉约束、联系和保护骨节肌肉的作用依赖肝血的濡养，故取穴在督脉与手足厥阴经。督脉入络脑，水沟为督脉穴，故刺之可醒脑开窍、息风止痉。合谷为手阳明大肠原穴；内关为手厥阴心包经之络穴、八脉交会穴（通于阴维脉）；阳陵泉为足少阳胆经合穴，胆腑之下合穴，八会穴之筋会；太冲为足厥阴肝经的输穴和原穴。四穴共用，可息风止痉、安神开窍。

【验案举例】

卢某，男，4岁。

主诉：反复发热伴抽搐、多动、语言迟缓2年余。2020年7月25日初诊。

病史：患儿有出生时缺氧史。于2岁时不慎外感后出现发热40℃，随后出现四肢抽搐，双目上视，牙关紧闭，由家人急送至儿童医院就诊，头颅CT提示双侧额叶脑沟加深，脑电图未见异常，诊断为"抽动症"，经药物治疗后体温下降至正常，四肢抽搐缓解。近两年来，患者反复出现发热，发热时体温波动在38～38.8℃，2年来共抽搐3～4次，现患者多动，急躁易怒，情绪易波动，说话较慢，精细活动可，外院诊断为"语言发育迟缓"，服用胞磷胆碱钠片治疗，近4个月来未再出现发热抽搐，但多动、说话较慢情况未见明显改善，家人遂至门诊寻求中医治疗。

查体：刻下患儿神清，无发热，四肢肌力、肌张力正常，无肢体功能障碍。纳眠可，二便调，舌红，苔薄白，脉细。

针刺选穴：百会、印堂、水沟、廉泉、内关、阳陵泉、关元、气海、太冲、合谷。

操作：水沟、内关、阳陵泉、合谷、太冲，操作手法同前。百会，直刺0.5～0.8寸，施捻转泻法。印堂，直刺

0.3～0.5寸，提捏进针。廉泉，向上斜刺 0.3～0.5寸。阳陵泉，直刺 1～1.5寸，施捻转泻法。关元、气海，直刺 1～1.5寸，施捻转补法。

治疗经过：采用上法，每周 2次。针灸治疗 3个月后，急躁易怒、情绪波动等症状好转；8个月后，多动、言语较慢改善，后继续门诊巩固治疗。

【按语】

痉的病名首见于《五十二病方》。《内经》对痉证有较多论述，指出痉证的发生与风、寒、湿、热等外邪相关。《素问·至真要大论》认为："诸痉项强，皆属于湿……诸暴强直，皆属于风。"《灵枢·经筋》则云："经筋之病，寒则反折筋急。"《素问·骨空论》云："督脉为病，脊强反折。"《素问·气厥论》云："肺移热于肾，传为柔痉。"张仲景《金匮要略》在继承《内经》理论的基础上，提出痉证可分为"刚痉"和"柔痉"，外感表实无汗为刚痉，表虚有汗为柔痉，并提出表证过汗、风寒误下、疮家误汗，以及产后血虚、汗出中风等误治、失治也可以致痉。其中有关伤亡津液而致痉的记载，不仅是对《内经》理论的发挥，也是内伤致痉的理论基础。

唐宋金元时期，对痉证的认识不断深入。《诸病源候论·风痉候》描述痉证的症状为"口噤不开，背强而直，如发痫之状"。朱丹溪在《医学明理·痉门论》云："方书皆谓感受风湿而致，多用风药，予细详之，恐仍未备，当作气血内虚，外物干之所致。"认为痉证也可由气血亏虚所致，切不可作风治而专用"风药"。明清时期，对痉证的病因有了更进一步的认识。《医学入门》云："太阳病，纯伤风、纯伤寒则不发痉。唯先伤风而后又感寒，或先伤风而后又感湿，过汗俱能发痉。"张介宾的《景岳全书·痉证》云："凡属阴虚血少之辈，不能养营筋脉，以致搐挛僵仆者，皆是此证。如中风之有此者，必以年力衰残，阴之败也；产妇之有此者，必以去血过多，冲任竭也；疮家之有此者，必以血随脓出，营气涸也……凡此之类，总属阴虚之证。"强调痉证并非仅由感受某种外邪而发，阴虚精血亏损亦可致痉。

温病学说进一步丰富和扩充了对痉证病因病机的认识，提出了热盛伤津、肝风内动等均可引发痉证。《临证指南医案·肝风》中首次阐述了痉证和肝脏的关系，认为："肝为风木之脏，因有相火内寄，体阴用阳，其性刚，主动主升……倘精液有亏，肝阴不足，血燥生热，热则风阳上升，窍络阻塞，头目不清，眩晕跌仆，甚则瘛疭痉厥矣。"吴鞠通将痉证概括为虚、实、寒、热四大纲领。其《温病条辨·痉有寒热虚实四大纲论》曰："六淫致痉，实证也；产妇亡血，病久致痉，风家误下，温病误汗，疮家发汗者，虚痉也。风寒、风湿致痉者，寒证也；风温、风热、风暑、燥火致痉者，热痉也。"王清任在前人"气虚致痉"的基础上，进一步提出气虚血瘀亦可致痉。

总的来说，痉证是以项背强直、四肢抽搐，甚至角弓反张为主要特征的危急重症。病因以外邪壅络、热盛津伤、痰瘀壅滞、阴血亏虚等为主。病机多从筋脉失于濡养立论。病位在筋脉，由肝所主，与心、脾、肾等脏腑密切相关。通常外感发痉多属实证，治当先祛其邪。内伤致痉多属虚证，当先扶正。针灸治疗以醒脑开窍、息风止痉为主。同时，要重视痉证的防治，见到高热、失血的病证，要及时清热、滋阴、养血止血，防止痉证的发生。

八、痹证

痹证是以肢体筋骨、关节及肌肉等处发生疼痛、酸楚、重着、麻木，或关节屈伸不利、僵硬、肿大、变形及活动障碍等为主要表现的病证。其发病多与外感风、寒、湿、热邪相关，外邪侵入机体，痹阻关节肌肉经络，导致气血运行不畅而发病。其病情呈反复性，病程有黏滞性、渐进性等特点。病变部位在经脉，累及肢体、关节、肌肉、筋骨，日久则耗气伤血，损伤肝肾，累及脏腑。痛风、风湿性关节炎、类风湿关节炎、强直性脊柱炎、肩关节周围炎等以关节疼痛为主要表现者，均可参考治疗。

痹证的病因有禀赋不足、外邪入侵、饮食不节、年老久病、劳逸不当等，导致素体亏虚、卫外不固。或风寒湿热，阻滞经络，或痰热内生，痰瘀互结，或肝肾不足，筋脉失养，或精气亏损，外邪乘袭，导致经络痹阻，气血不畅，发为痹证。风、寒、湿、热病邪为患，各有侧重，行痹见疼痛游走，痛无定处，恶风发热，舌淡苔薄白，脉浮；

痛痹见疼痛较剧，痛有定处，遇寒痛增，得热痛减，局部皮色不红，触之不热，苔薄白，脉弦紧；着痹见肢体关节酸痛，重着不移，或有肿胀，伴肌肤麻木不仁，阴雨天发作或加重，苔白腻，脉濡缓；热痹见关节疼痛，局部红肿灼热，痛不可触，常累及多个关节，伴发热恶风，口渴烦闷，苔黄燥，脉滑数。

【治疗】

通经活络，行气止痛。以局部取穴为主，结合循经选穴及辨证选穴。

【选穴】

主穴：以阿是穴、局部经穴为主。

上肢：肩髃、肩髎、肩贞、臑俞、曲池、尺泽、外关、合谷。

下肢：环跳、血海、梁丘、犊鼻、阳陵泉、足三里、申脉、照海。

配穴：行痹配膈俞、血海，痛痹配肾俞、关元、气海俞、腰阳关，着痹配阴陵泉、足三里，热痹配大椎、曲池。

【操作】

毫针常规刺，病在筋骨者可深刺。根据病邪偏盛的情况选择针灸补泻手法。热痹者，于大椎、曲池点刺出血。对于寒痹、湿痹者，可用温针灸，待针刺得气后，将艾炷（直径2cm）或艾绒置于针柄上点燃，以穴位局部皮肤潮红为度，留针30～40分钟。

【疗程】

每日或隔日 1 次，10 次为 1 个疗程。

【组穴依据】

阿是穴及局部选穴，可疏通经络气血，调和营卫，缓急止痛。风邪偏盛之行痹，遵"治风先治血，血行风自灭"之义，取膈俞、血海以活血祛风。寒邪偏盛之痛痹，取肾俞、关元、气海俞、腰阳关，益火之源，振奋阳气以祛寒邪。湿邪偏盛之着痹，取阴陵泉、足三里健脾除湿。热痹者，加大椎、曲池，以泄热疏风、消肿止痛。

【验案举例】

周某，男，55 岁。

主诉：腰腿痛半年，加重 2 个月。2023 年 10 月 27 日初诊。

病史：患者常于田间劳作，半年前出现腰部及双腿、膝部酸软重着冷痛，且有麻木感，时作时止，患者并未在意，未系统诊疗。近 2 个月来，患者感寒受凉，腰腿膝部冷痛逐渐加重，遂来求治。四诊所见，家人搀扶来诊，痛苦神情，面白少华，呻吟不已，肢体乏力，行走困难，屈伸不利，遇冷则发，得热则减。

查体：体温 36.4℃，心率 68 次/分，呼吸 18 次/分，血压 115/70mmHg。形体消瘦，心肺无异常，肢体关节无异常，腰部第 4、5 椎体旁有压痛，局部皮肤不红，触之不热，舌质淡红，苔薄白。脉两寸关部沉缓。

主穴：肾俞、气海俞、腰阳关、命门、环跳、阳陵泉、足三里、丰隆。

操作：肾俞、气海俞、命门、腰阳关直刺 0.5～1 寸，丰隆、阳陵泉直刺 1～1.5 寸，足三里直刺 1～2 寸，环跳直刺 2～3 寸，得气后留针 30 分钟。肾俞、气海俞针刺得气后，将艾炷（直径 2cm）置于针柄上点燃，以局部皮肤穴位潮红为度，留针 30 分钟。

治疗经过：隔日 1 次，10 次为 1 个疗程。经治 6 次冷痛缓解，10 次病好过半，2 个疗程后冷痛牵引痛较前明显缓解，行走自如，屈伸灵活，后经随访，未再复发。

【按语】

早在春秋战国时期，《素问》就设有痹证专篇，对痹证的病因及证候分类有明确的认识，认为本病的发生与感受风寒湿邪有关。如《素问·痹论》云："所谓痹者，各以其时，重感于风寒湿之气也。"在痹证的分类上，可根据风、寒、湿的偏盛将其分为行痹、痛痹、着痹等。如《素问·痹论》记载："其风气胜者为行痹，寒气胜者为痛痹，湿气胜者为着痹也。"又可根据病变部位、发病时间的不同而分为皮痹、脉痹、肉痹、筋痹、骨痹。《素问·痹论》云："以冬遇此者为骨痹，以春遇此者为筋痹，以夏遇此者为脉痹，以至阴遇此者为肌痹，以秋遇此者为皮痹。"

东汉时期，《金匮要略》中载有"历节"之名，将历节的特点概括为"历节疼痛，不可屈伸"，即涵盖现今痹证之意。至隋唐时期，巢元方认为体虚外感是引起痹证的主要因素。孙思邈在《备急千金要方》中首载独活寄生汤治疗痹证，至今仍为临床常用方剂。金元时期，朱丹溪首次提出"痛风"病名，认为本病的发生与生活环境有关。明清时期，李中梓提倡行痹参以补血，痛痹参以补火，着痹参以补脾补气之法，并具体阐明"治风先治血，血行风自灭"的治则，作为治痹关键法则沿用至今。叶天士对于痹证日久不愈有"久病入络"之说，主张用活血化瘀法。《医林改错》亦认为，痹证与瘀血关系密切，治疗应活血化瘀。

痹证的治疗当以祛邪扶正、通络止痛为要，同时注重调护脾胃。针灸治疗痹证疗效较好，尤其对风湿性关节炎、类风湿关节炎，病情缠绵反复，属顽痹范畴，需坚持长期治疗。患者平时应注意关节的保暖，避免风寒湿邪的侵袭。

九、咳喘

咳喘是以咳嗽上气，呼吸急促，甚至张口抬肩，鼻翼扇动，不能平卧为临床特征的病证。喘证的症状轻重不一，轻者仅表现为呼吸困难，不能平卧；重者稍动则喘息不已，甚则张口抬肩，鼻翼扇动；严重者，喘促持续不解，烦躁不安，面青唇紫，肢冷，汗出如珠，脉浮大无根，发为喘脱。其病因复杂，因六淫外邪侵袭肺系，或痰浊内蕴、情志失调、久病劳欲等致使肺气上逆，宣降失职，或气无所主，肾失摄纳而致病。咳喘有虚实之分，有邪者为实，因邪壅于肺、宣降失司所致；无邪者属虚，因肺不主气、肾失摄纳所致。实喘病久伤正，由肺及肾，或虚喘复感外邪，或夹痰浊，则病情虚实错杂，每多表现为邪气壅阻于上、肾气亏虚于下的上盛下虚证。

实证病程短，声高气粗，呼吸深长有余，呼出为快，体质较强，脉象有力。寒证可伴见痰多色白，咳痰稀薄或多泡沫，苔薄白而滑，脉浮紧；热证伴喉中痰鸣如吼，胸高气粗，胸闷或胀，痰黄或白，黏着稠厚，口渴便秘，舌红苔黄腻，脉滑数。虚证病程长，反复发作，见声低气怯，动则喘甚，气息短促难续，深吸为快，脉弱无力。肺气虚兼见喘促气短，动则加剧，喉中痰鸣，痰稀，神疲汗出，舌淡苔白，脉细弱；肾气虚见气息短促，呼多吸少，动则喘甚，耳鸣，腰膝酸软，舌淡苔薄白，脉沉细。

【治疗】

止咳平喘，辅以散寒、清热、化痰、补虚。取手太阴肺经、足少阴肾经及其相应的背俞穴、募穴、原穴。

【选穴】

主穴：列缺、尺泽、定喘、太渊、膻中、肺俞、肾俞、足三里、太溪。

配穴：恶寒、咳痰清稀，配风门、合谷；痰鸣如吼，配丰隆、曲池；喘甚者，配天突；喘促气短，动则加剧，配气海、膻中；腰膝酸软，配气海、关元。

【操作】

列缺，向上斜刺 0.5～0.8 寸，平补平泻。尺泽，直刺 0.8～1.2 寸，或点刺出血。肺俞，斜刺 0.5～0.8 寸，或可点刺出血。定喘，斜刺 0.5～0.8 寸，平补平泻。太渊，避开桡动脉，直刺 0.3 ～ 0.5 寸，平补平泻。膻中，平刺 0.3 ～ 0.5 寸，平补平泻。太溪，直刺 0.5 ～ 1 寸。肾俞，直刺 0.5 ～ 1 寸，施捻转补法。足三里，直刺 2 寸，施捻转提插补法，以酸胀感向四周扩散为度。可对双侧肾俞实施温针灸。针刺得气后，将艾炷（直径 2cm）置于针柄上点燃，以穴位局部皮肤潮红为度，留针 30 ～ 40 分钟。

【疗程】

发作期每日治疗 1 ～ 2 次，缓解期每日或隔日治疗 1 次。

【组穴依据】

本病病位在肺，肺俞乃肺之背俞穴，可调理脏腑、宣肺祛痰、止咳平喘，虚实之证皆可用。太渊为肺之原穴，与肺俞相伍，可加强肃肺止哮平喘之功。定喘是止哮平喘的经验穴。膻中为气会，针之可宽胸理气平喘。手太阴经络穴列缺可宣通肺气、祛邪外出，合穴尺泽可肃肺化痰、降逆平喘。肺俞、肾俞针灸并用，可补益肺气，补肾俞以纳肾气。肺之原穴太渊配肾之原穴太溪，可充肺肾真元之气。足三里调和胃气，以资生化之源，使水谷精微上归于肺，肺气充则自能卫外。

【验案举例】

赵某，女，57 岁。

主诉：反复咳喘十余年，加重 2 个月。2022 年 10 月 20 日初诊。

病史：患者反复咳喘十余年，每遇天气变冷或入冬时发作，咳嗽加重，渐发咳喘。经常治疗，时轻时重，重时甚则喘息痰鸣，难以平卧，昼夜不止，呼吸困难，口唇青紫，经久不愈。本次因季节变化发病，反复咳喘，持续2个月左右，自行服药，未见明显缓解。

查体：血压正常，心率82次/分，律齐，双肺呼吸音粗，可及局部哮鸣音，未闻及明显啰音，余未见明显异常。面黄肌瘦，手足不温，喉中偶可闻及喘促声，舌质淡红，舌苔薄白滑润，脉沉细无力。

主穴：肺俞、肾俞、气海俞、太渊、列缺、太溪、定喘、足三里、丰隆。

操作：主穴操作手法同前。丰隆，直刺1～1.5寸。气海俞，直刺0.5～1寸，施捻转补法。对肾俞、气海俞实施温针灸。针刺得气后，将艾炷（直径2cm）置于针柄上点燃，以穴位局部皮肤潮红为度，留针30～40分钟。

治疗经过：每2日针刺1次，10次后，呼吸已正常，咳喘已控制。休息1周，改为每3～4日针灸一次，又巩固治疗了10次。当年冬季，感冒时仅感胸闷不适，呼吸不畅。建议患者次年继续治疗，咳喘可得到控制。

【按语】

《内经》最早记载了喘证的名称、症状表现和病因病机。如《灵枢·五阅五使》中记载："肺病者，喘息鼻张。"《灵枢·本脏》云："肺高，则上气肩息。"描述了喘息、鼻张、肩息为喘证发作时轻重不同的临床表现，并提出了病变主脏在肺。《灵枢·五邪》云："邪在肺，则病皮肤痛，寒热，上气喘，汗出，喘动肩背。"《素问·举痛论》云："劳则喘息汗出。"提出喘证的病因既有外感又有内伤，病机也有虚实之分。《素问·痹论》云："心痹者，脉不通，烦则心下鼓，暴上气而喘。"《素问·经脉别论》云："有所堕恐，喘出于肝。"喘虽以肺为主，亦涉及他脏。

张仲景在《金匮要略》中将咳喘称为"上气"，并在《肺痿肺痈咳嗽上气病脉证治》中记载："咳而上气，喉中水鸡声，射干麻黄汤主之。"从病理上将其归属于痰饮病中的"伏饮"。朱丹溪认识到七情、饱食、体虚等皆为喘证的病因："六淫七情之所感伤，饱食动作，脏气不和，呼吸之息，不得宣畅而为喘急。亦有脾肾俱虚，体弱之人，皆能发喘。"充实了内伤致喘的论说。《景岳全书》记载："实喘者有邪，邪气实也；虚喘者无邪，元气虚也。"把喘证归纳为虚实两大证，指出了喘证的辨证纲领。《临证指南医案·喘》曰："在肺为实，在肾为虚。"对指导临床实践皆有重要意义。

总的来说，咳喘病由外感六淫、内伤饮食、情志不舒及久病体虚所致。病变主要在肺和肾，而与肝、脾、心有关。病性有虚实之分，实喘在肺，为邪气壅盛，气失宣降；虚喘主要在肾，为精气不足，肺肾出纳失常。辨证治疗以虚实为纲。实喘有邪，其治在肺，当祛邪利肺；虚喘正虚，其治主要在肾，当培补摄纳。喘脱危症应予急救，当扶正固脱。虚喘为气失摄纳，根本不固，补之未必即效，且易感邪而致反复发作，病情迁延难愈，因而应持之以恒地调治。治疗上以辨证为基础，因证选穴，并配合温针灸，达到温肺补肾纳气之效。

十、肺胀

肺胀是多种慢性肺系疾病反复发作，迁延不愈，导致肺气胀满，不能敛降的一种病证。临床上主要表现为喘息气促，咳嗽咳痰，胸部膨满，胸闷如塞，或唇甲紫绀，心悸浮肿，甚至出现喘脱、昏迷等。本病相当于西医学的慢性阻塞性肺疾病、慢性肺源性心脏病等。本病多由久病肺虚、痰瘀潴留而致，每因复感外邪诱使本病发作加剧。肺系痼疾，迁延失治，邪气壅肺，肺气宣肃不利，或咳，或喘，或哮，或津液失于输化而成痰，久则肺虚，气阴耗伤，导致肺的主气功能失常，遂使六淫乘袭或他脏之邪干肺，而成肺胀。日久累及脾肾，肺脾同病，脾为肺母，肺病日久，子耗母气，则脾运失健，导致肺脾两虚，脾虚不能散精上归于肺，肺病不能输布水精，则聚为痰浊。

肺胀可分虚实寒热，症见喘息气促，咳嗽咳痰，胸部膨满，胸闷如塞，心悸等，以喘、咳、痰、胀为特征。寒证可见恶寒，气短气急，咳痰白稀呈泡沫状，胸部膨满，或口干不欲饮，面色青暗，舌体胖大，舌苔白滑，脉浮紧。热证伴喘息气粗，痰黄黏稠难咳，胸满烦躁，目胀睛突，或发热汗出，溲黄便干，口渴欲饮，舌红苔黄腻，脉滑数。实证见咳嗽痰多，色白或呈泡沫，喉间痰鸣，喘息不能平卧，胸部膨满，憋闷如塞，面色灰白，唇甲紫绀，舌质紫暗，舌下瘀筋增粗，苔腻，脉弦滑。虚证伴见咳嗽，痰白泡沫状，神疲乏力，脘痞纳少，自汗怕风，或短气喘息，稍劳即著，面色少华，腹胀便溏，舌淡，舌体胖大有齿痕，苔白，脉细缓或弱。

【治疗】

补虚泻实，理气平喘。取手太阴肺经穴及相应的背俞穴、募穴、原穴为主。

【选穴】

主穴：肺俞、大椎、风门、定喘、肾俞。

配穴：咳甚者，配尺泽、太渊；痰多者，配丰隆、中脘；体虚易感冒者，配关元、足三里；痰壅气逆者，配天突、膻中；脘痞纳少，配脾俞；肾虚失纳之虚喘者，配关元、太溪、气海俞；心悸者，配心俞、内关。

【操作】

针刺大椎、中脘、尺泽、关元、肺俞、风门、心俞、肾俞，采用提插捻转相结合的手法。针刺合谷、太渊、内关、鱼际、太溪，以捻转为主，提插为辅。针刺天突穴，用小幅度提插捻转行针法，得气后不留针。针刺足三里，采用提插捻转相结合的手法。每次留针 30 分钟，每隔 10 分钟行针 1 次。根据具体病情采取补泻手法，即正虚针用补法，邪实或虚实夹杂，针用泻法或平补平泻法。对于气虚、阳虚者，宜行温针灸。待针刺得气后，将艾炷（直径 2cm）或艾绒置于针柄上点燃，以穴位局部皮肤潮红为度，留针30分钟。

【疗程】

急性加重期每日针刺1次，稳定期每日或隔日针刺1次，两周为1个疗程。

【组穴依据】

本病病位在肺，肺俞可宣肺止咳平喘，虚实之证皆可用之。大椎、风门相配，有肃肺止哮平喘之功。定喘是止哮平喘的经验效穴。肺胀久病可涉及多个脏腑，临床上应辨证取穴，临证加减。

【验案举例】

张某，男，67岁。

主诉：反复咳嗽、咳痰20余年，加重伴活动后气短2个月。2020年1月16日就诊。

病史：患者从事教师职业40余年。20余年来反复咳嗽、咳痰，未重视，未系统治疗。2个月前，患者无明显诱因出现咳嗽症状加重，活动后胸闷、憋喘、气短，入住当地人民医院，诊断为间质性肺炎，给予醋酸泼尼松片治疗3天（具体用法用量不详），静脉滴注头孢西丁抗感染治疗后好转出院。后仍有反复咳嗽、咳痰，活动后加重伴气促，遂来就诊。

查体：桶状胸，听诊双肺吸气时中下野可闻及湿啰音，双肺呼气时可闻及散在哮鸣音，鼻（−），心腹（−）。刻下：咳嗽、咳痰，痰多色白、质稀、量少，可咳出，喘息，胸闷气短，动则尤甚，爬3层楼需休息，偶见心慌，对冷空气及油烟等刺激性气味敏感，自汗畏风，少气乏力，语声低微，体倦纳呆，无反酸、嗳气，无头晕、头痛，无胸痛，近期无明显体重下降，食欲不振，眠可，小便正常，大便干。舌质淡，苔白，脉细弱。

选穴：天突、膻中、定喘、中脘、气海、关元、足三里、丰隆、上巨虚。

操作：定喘直刺 0.5～0.8 寸，膻中平刺 0.3～0.5 寸，中脘、气海、关元直刺 1～1.5 寸，肾俞直刺 0.5～1 寸，足三里直刺 1～2 寸。以上穴位均采用提插捻转补法。天突穴先直刺 0.2～0.3 寸，然后将针尖向下，紧靠胸骨柄后方刺入 1～1.5 寸，用小幅度提插捻转行针法，得气后不留针。对足三里、丰隆、上巨虚实施温针灸。待针刺得气后，将艾炷（直径 2cm）置于针柄上点燃，以穴位局部皮肤潮红为度，留针 30 分钟。

治疗经过：采用上法治疗 2 周后，痰较前易咳出，气促略好转。再治疗 1 个月后复诊，患者诉痰量明显减少，动则气促较前略好转。继续治疗 2 周后复诊，患者咳嗽、动则气促明显缓解，乏力、胃纳好转，大便正常。门诊定期随访。1 年后随访患者无急性喘促发作。

【按语】

《灵枢·经脉》曰："肺手太阴之脉……是动则病肺胀满，膨膨而喘咳。"并指出本病是虚实相间的复杂证候。张仲景在《金匮要略·肺痿肺痈咳嗽上气病》中指出本病的主症是"咳而上气，此为肺胀，其人喘，目如脱状"。《金匮要略·痰饮咳嗽病脉证并治》指出："咳逆倚息，短气不得卧，其形如肿。"并提出应进行辨证论治。《诸病源候论·咳逆短气候》记载了肺胀的发病机理："肺虚为微寒所伤，则咳嗽，嗽则气还于肺间，则肺胀，肺胀则气逆，而肺本虚，气为不足，复为邪所乘，壅痞不能宣畅，故咳逆短气也。"提出肺胀是由久病肺虚，又感外邪所致。

朱丹溪在《丹溪心法·咳嗽》中云："肺胀而咳，或左或右不得眠，此痰夹瘀血，碍气而病。"提出肺胀病理是痰瘀阻碍肺气所致，开活血化瘀治疗肺胀之先河。李用粹认为："气散而胀者，宜补肺；气逆而胀者，宜降气，当参虚实而施治。"提示肺胀应当分虚实辨证论治，更加完善了肺胀的辨证施治理论。

本病为痰浊、水饮、瘀血互为影响，兼见同病。肺气郁滞，脾失健运，津液不归正化而成痰。肺虚不能布津，脾虚不能转输，肾虚不能蒸化，痰浊潴留益甚，喘咳持续难已。久则阳虚阴盛，气不化津，痰从阴化为水饮。水饮迫肺、凌心、困脾，可见咳逆上气、心悸气短、纳减呕恶，久则影响气血运行，瘀结胁下。痰浊、水饮、瘀血三者又可相互影响和转化。病属本虚标实，但有偏实、偏虚的不同，且多以标实为急。外感诱发时偏于邪实，平时偏于本虚。早期由肺及脾、肾，多属气虚、气阴两虚；晚期以肺、肾、心为主，气虚及阳，或阴阳两虚，故在治疗上应理清虚实，因证施治，方能奏效。

十一、心悸

心悸是以自觉心中悸动，惊惕不安，甚则不能自主为主要表现的病证。其临床表现多为发作性心搏异常，或快或慢，或跳动过重，或忽跳忽止，常伴有胸闷心烦、气短、失眠健忘、眩晕耳鸣、头晕乏力等症。心悸的病性可分虚实两方面，虚实可相互转化或夹杂。心悸虚证因气、血、阴、阳亏损，多伴头晕目眩，胸闷气短，面色无华，倦怠乏力，纳呆食少，形寒肢冷，舌淡苔白，脉细弱；实证为痰饮、瘀血等阻滞心脉致气血运行不畅，多伴有胸闷痞满，小便短少，下肢浮肿，恶心呕吐，流涎；或伴有心痛，痛如针刺，唇甲青紫；或胸闷烦躁，失眠多梦，口干苦，大便秘结，小便短赤，舌淡胖或紫暗有瘀斑，苔白滑或黄腻，脉弦滑或涩、结、代。

【治疗】

调理心气、安神定悸为主，辅以补气、养血、化痰、解郁。以手厥阴、手少阴、足阳明经穴为主。

【选穴】

主穴：内关、郄门、神门、大陵、巨阙、足三里、丰隆、下巨虚。

配穴：气短神疲，配气海、关元；耳鸣腰酸、遗精盗汗，配太溪；胸胁胀满，配太冲；下肢浮肿，配三阴交、阴陵泉；头晕目眩、面色少华，配血海；心虚胆怯，配日月。

【操作】

内关，进针 0.5～1 寸，施捻转补法。郄门，直刺 0.5～1 寸，施捻转补法。神门，斜刺 0.5～1 寸，施捻转补法。大陵，向掌侧斜刺 0.5～1 寸，施术同前。巨阙，直刺 0.5～1 寸，施术同前。足三里，直刺 2 寸，施提插捻转补法，以酸胀感向下肢放射为度。丰隆，直刺 1～1.5 寸，施捻转提插泻法。下巨虚，直刺 1～1.5 寸，平补平泻。在足三里、丰隆、下巨虚穴实施温针灸，将艾炷置于针柄上点燃，以穴位局部皮肤潮红为度。留针 30～40 分钟。

【疗程】

每周针刺 3 次，10 次为 1 个疗程。

【组穴依据】

手厥阴经、手少阴经共同主治心脏相关疾病，故心悸选穴以心经和心包经穴位为主。内关为手厥阴心包经的络穴，也是八脉交会穴，通阴维脉。郄门为手厥阴经郄穴，可调节脏腑经气，疏导气血，宁心安神。心悸为心气虚、气血不足、心失所养而致惊悸不安，故取心经原穴神门、心包原穴大陵施以补法，补益心气，养心安神。巨阙为手少阴心经募穴，可调节心气，安神定悸。足阳明胃经多气多血，取其腧穴足三里、丰隆、下巨虚温针灸，可益气温阳，补中益气；丰隆为化痰特效穴，针刺丰隆可化痰理气，使气血通畅，安神定悸。

【验案举例】

张某，男，60 岁。

主诉：患者自觉胸闷心慌 3 天。2022 年 3 月 10 日初诊。

病史：患者平素劳累后偶有心悸，休息后可好转，未予重视。3 天前因情绪刺激自觉胸闷心悸，头晕目眩，气短乏力。夜间失眠，多梦易惊醒，近来胃纳欠佳。平素有高血压病史，血压控制在 140/90mmHg。

查体：血压 145/100mmHg，呼吸 17 次 / 分。神清，精神可，营养良好，面色少华。听诊两肺呼吸音清，心音清晰，律不齐，平均心率 80 次 / 分，各瓣膜区未闻及病理性杂音。心电图示频发室性早搏。自觉心动悸，胸闷气短，神疲乏力，胃纳欠佳，大便溏，舌淡红苔薄白，脉细涩。

主穴：内关、郄门、神门、大陵、巨阙、足三里、丰隆、下巨虚、百会、四神聪、合谷、血海。

操作：内关、郄门、神门、大陵、巨阙，操作手法同前。百会、四神聪平刺 0.5 寸，平补平泻。合谷直刺 0.5 ～ 1 寸，施提插捻转补法。血海，直刺 1 ～ 1.5 寸，施提插捻转补法。足三里、丰隆、下巨虚实施温针灸，将艾炷置于针柄上点燃，以穴位局部皮肤潮红为度，留针 30 ～ 40 分钟。

治疗经过：采用上法治疗 3 次后，患者心悸发作频率较前降低，仍有夜间偶发，伴失眠。治疗 2 个疗程后，心悸未再发，胃纳可，夜寐安。

【按语】

心悸的正式病名首见于张仲景的《金匮要略》和《伤寒论》，称之为"心动悸""心下悸""心中悸"及"惊悸"等，同时记载了心悸时结、代、促脉的表现与区别，提出了心悸的基本治则。《内经》中虽无心悸的正式病名，但已认识到其病因有宗气外泄、心脉不通、突受惊恐、复感外邪等。《素问·举痛论》云："惊则心无所倚，神无所归，虑无所定，故气乱矣。"《素问·平人气象论》云："乳之下，其动应衣，宗气泄也。"不仅指出了病因，还明确了发病部位。《难经》详细描述了心悸可见的脉象，以及伴随的不同证候特征。皇甫谧在《针灸甲乙经》中论述："心澹澹而善惊恐，心悲，内关主之。""热病烦心，善呕，胸中澹澹，善动而热，间使主之。"根据心悸的伴随症状，治疗上从不同经脉取穴，丰富了心悸的针灸治疗。《诸病源候论》将心悸按病因病机分类叙述，对心悸病证的病因病机和临床证候进行了详细论述。《丹溪心法》云："怔忡者血虚，怔忡无时，血少者多，有思虑便动，属虚；时作时止者，痰因火动。"指出心悸的发病与血虚、痰火有关，指出惊悸和怔忡二者的区别在于"惊悸有时，怔忡无时"。张介宾在《景岳全书》中认为怔忡由阴虚劳损所致，王清任则认为心悸怔忡的病因为瘀血内阻。

心悸的病机可分虚实，临床上也多见虚实夹杂之证，机体气血阴阳亏损，心神失养，或气滞、血瘀、痰浊实邪阻滞经脉，扰动心神导致心悸。在治疗上选取手厥阴、手少阴经腧穴，配合足太阳、足阳明经穴以补虚扶正祛邪，补气血不足，调阴阳盛衰，行气祛瘀，清心泻火，化痰逐饮，使邪去正安，以求气血调和，阴平阳秘，心神得养。

十二、胸痹

胸痹是以胸部闷痛，甚则胸痛彻背，喘息不得卧为主症的病证。其中轻者偶发短暂的胸部胀闷或隐痛，伴呼吸不畅；严重者感觉胸痛如窒，或呈严重压榨性绞痛，甚至心痛彻背，背痛彻心，伴胸闷气短、心慌心悸、面色苍白、汗出等症状。胸痹的病因不外乎寒邪、情志、饮食不当与体虚。其中胸痹寒证多伴有胸痛如绞，唇甲青紫，心痛彻背，手足不温，冷汗淋漓，舌紫暗，苔薄白，脉细涩。实证因气滞、痰饮、血瘀阻滞心脉，致脏腑内伤，血脉不通则痛，多伴有心胸刺痛、绞痛或胀痛，痛有定处，烦躁易怒，舌紫暗有瘀斑，苔薄白，脉细涩；或食少纳呆，四肢困重，舌体胖大，苔白腻，脉滑。胸痹虚证为气血亏虚，无力濡养脏腑经络，心脉失养，心络不畅而痛。多伴胸中痞闷隐痛，倦怠乏力，神疲气短，自汗盗汗，腰膝酸软，四肢欠温，舌淡胖，苔白或腻，脉虚细迟或沉。

【治疗】

益气温阳止痛，辅以散寒、活血、行气、化痰。以手厥阴、手少阴、足太阳经穴为主。

【选穴】

主穴：内关、郄门、阴郄、通里、百会、心俞、肾俞、气海俞。

配穴：胸胁胀痛，配肝俞、太冲；食少纳呆，配脾俞；痛有定处，爪甲紫暗，配膈俞；四肢困重，舌体胖大，配丰隆；神疲乏力，四肢不温，配关元、气海。

【操作】

内关，进针 0.5 ～ 1 寸，施捻转补法。郄门，直刺 0.3 ～ 0.5 寸，施捻转泻法。阴郄，直刺 0.3 ～ 0.5 寸，施捻转补法。通里，直刺 0.3 ～ 0.5 寸，施术同前。百会，平刺 0.5 寸，平补平泻。心俞，斜刺 0.5 ～ 1 寸，施捻转补法。肾俞，直刺 0.5 ～ 1 寸，施以提插补法。气海俞，直刺 0.5 ～ 1 寸，施提插补法。肾俞、气海俞温针灸，针刺得气后，将艾炷（直径 2cm）置于针柄上点燃，以穴位局部皮肤潮红为度。留针 30 ～ 40 分钟。

【疗程】

每周针刺 3 次，10 次为 1 个疗程。

【组穴依据】

本病以虚为本，以实为标，心气不足，胸阳不振，血行不畅则痛，本虚而标实。故在治疗上应扶正祛邪，补益心气，通络止痛。以手厥阴、手少阴经穴为主，根据证型加减配穴。《备急千金要方》记载："凡心实者，则心中暴痛……内关主之。"内关为手厥阴心包经之络穴，可调理心脉气血，又是八脉交会穴，通阴维脉，"阴维为病苦心痛"，与手厥阴心包经郄穴郄门相配伍，具有宁心安神止痛之效。手少阴心经的郄穴阴郄，可治心系急症，和络穴通里配伍，可联络心经内外经脉气血，沟通心肾。足太阳膀胱经夹脊而行，与督脉交于巅顶，可通调一身之阳气，故于心之背俞穴心俞、肾之背俞穴肾俞及气海俞行补法，交通心肾，通阳止痛。头为诸阳之会，百脉之宗，百会位于巅顶，针之可提升阳气。

【验案举例】

王某，男，50岁。

主诉：患者反复胸痛5年，加重2天。2021年12月23日就诊。

病史：患者5年前出现胸部绞痛，向肩背部放射，诊断为"冠心病"，伴汗出、气短乏力、心悸，服用硝酸甘油后症状缓解。5年来胸痛反复发作，持续1～2分钟，受寒或劳累后可诱发，自行服药后好转。平素易头晕、神疲乏力、腰膝酸软、动辄汗出、四肢不温。2天前不慎受寒后出现心胸绞痛，伴心慌心悸，手足不温，面色苍白。心电图提示心肌缺血。吸烟史10余年，10支/天。

查体：患者神清，精神尚可，形体消瘦。胸廓两侧对称，两肺听诊呼吸音清，心音清，律齐，心界向左扩大。心电图示窦性心律，Ⅱ、Ⅲ导联ST-T段压低，T波倒置。活动后胸闷气短，神疲乏力，动辄气短汗出，喜温怕冷，爪甲紫暗。胃纳一般，大便溏，夜寐安。舌紫暗，苔薄白，脉沉紧。

主穴：内关、郄门、阴郄、通里、百会、心俞、肾俞、气海俞、至阳、绝骨。

操作：内关、郄门、阴郄、通里、百会、心俞、肾俞、气海俞，操作手法同前。至阳向上斜刺 0.5～1 寸，施以捻转补法。绝骨直刺 1～1.5 寸，施以捻转补法。肾俞、气海俞实施温针灸，针刺得气后，将艾炷（直径 2cm）置于针柄上点燃，以穴位局部皮肤潮红为度，留针 30～40 分钟。

治疗经过：采用上法治疗 6 次后，疼痛发作次数减少，畏寒、神疲气短明显改善。治疗 3 个疗程后，胸痛未再发作。

【按语】

胸痹之名早在《内经》中就有所记载。《灵枢·本脏》曰："肺大则多饮，善病胸痹。"当时所指的胸痹主要与肺的功能密切相关。《素问·脏气法时论》云："心病者，胸中痛，胁支满，胁下痛，膺背肩胛间痛，两臂内痛。"明确指出胸痹的疼痛部位。而胸痹作为正式病名首见于《金匮要略》，书中将胸痹列为专篇，在《胸痹心痛短气病脉证治》篇中记载："胸痹之病，喘息咳唾，胸背痛，短气。""胸痹不得卧，心痛彻背。"《诸病源候论·胸痹候》："胸痹之候……胸前皮皆痛，手不能犯，胸满短气，咳唾引痛。"指出胸痹包括心、肺疾病与胸壁疾患，扩展了胸痹的内涵。金元至明清，各代医家常把胸痹心痛与胃脘痛相混淆。王肯堂在《证治准绳·杂病·诸痛门》中云："心与胃各一脏，其病形不同。因胃脘痛处在心下，故有当心而痛之名，岂胃脘痛即心痛者哉。"明确了心痛与胃脘痛两者的区别。

对于本病的病因病机，历代医家有大量论述。《素问·痹论》曰："心痹者，脉不通。"《素问·刺热》云："心热病者，先不乐，数日乃热，热争则卒心痛。"《素问·缪刺论》谓："邪客于足少阴之络，令人卒心痛。"指出机体血脉不通，或外感六淫之邪，特别是寒邪和热邪，侵袭心脉致胸痹。《医门法律》云："然总因阳虚，故阴得乘之。"《医宗金鉴》云："凡阴实之邪，皆得以上乘阳虚之胸，所以胸痹心痛。"《金匮要略·胸痹心痛短气病脉证治》云："夫脉当取太过不及，阳微阴弦，即胸痹而痛，所以然者，责其极虚也。今阳虚知在上焦，所以胸痹、心痛者，以其阴弦故也。"提出胸痹的病机为"阳微阴弦"，阳虚阴盛，阴邪痹阻心阳，而发为胸痹。清代医家重视痰饮、血瘀等实邪，与清阳阻遏奇经八脉在胸痹发病中的作用，进一步完善了胸痹的理论内容。

十三、不寐

不寐，亦称"失眠""不得卧"，以经常不能获得正常睡眠为特征。其临床表现主要为睡眠时间、深度的不足，轻者入睡困难，或寐而不酣，时寐时醒，或醒后不能再寐；严重者甚至彻夜不寐。本病多因饮食不节、情志失常、劳倦思虑过度、病后体虚等，导致心神失养，或阴跷、阳跷脉功能失衡，阳盛阴衰，阴阳失交。常伴有头晕、头痛、健忘、心悸、神疲乏力、心神不宁、多梦等症。

不寐有虚实之分。实证多伴有情绪不定，烦躁易怒，胸胁胀满或胃脘满闷，嗳气反酸，心烦口苦，舌红苔厚腻，脉弦数。虚证多伴有心悸健忘，神疲食少，面色少华，自汗盗汗或五心烦热，头晕耳鸣，腰膝酸软，舌淡，脉细弱或细数。

【治疗】

调和阴阳，助眠安神，辅以疏肝、益肾、健脾和胃。以督脉、手少阴经穴为主。

【选穴】

主穴：百会、四神聪、神门、三阴交、足三里、丰隆、下巨虚。

配穴：心悸健忘，配内关、心俞；心虚胆怯，配日月；腰膝酸软，五心烦热，配太溪；胸胁胀满，急躁易怒，配太冲；胃脘胀满，舌苔黄厚，配天枢、曲池。

【操作】

百会、四神聪，平刺0.5～0.8寸。神门直刺0.5寸，三阴交直刺1寸，均施捻转补法。足三里直刺2寸，施捻转提插补法，以酸胀感沿经脉传导为度。丰隆，直刺1～1.5寸，施捻转提插泻法。下巨虚，直刺0.5～1.5寸，平补平泻。对双侧足三里、丰隆、下巨虚穴施温针灸，针刺得气后，将艾炷（直径2cm）置于针柄上点燃，灸至穴位局部皮肤潮红为度。留针30～40分钟。

【疗程】

每周针刺 3 次，10 次为 1 个疗程。

【组穴依据】

百会属督脉穴，督脉入络脑，为阳脉之海，主一身之阳气，与四神聪穴相配伍，可调神安神、清利头目。神门为心之原穴，心主神明，神不安则不寐，故针刺神门可养心安神。三阴交为足厥阴肝经、足太阴脾经、足少阴肾经三阴经之交会穴，可同时调节三经气血，有健脾、补肝、益肾的功效，从而交通阴阳，宁心安神。足三里、丰隆、下巨虚为足阳明胃经腧穴，阳明经多气多血，足三里为胃经合穴，丰隆为化痰要穴，温针灸此三穴，可健脾化痰，调和气血，使脏腑功能得以恢复，阴平阳秘，阴阳协调，则神志安宁。

【验案举例】

陈某，女，45 岁。

主诉：入睡困难 3 个月余。2020 年 10 月 10 日初诊。

病史：患者 3 个月前因家庭琐事出现入睡困难，眠中易醒，多梦，醒后难以入睡，每晚睡眠时间 4 小时左右。平时心悸健忘，神疲乏力，时有头晕目眩，晨起口苦口黏，不思饮食，每晚服用 1 粒艾司唑仑。头颅 CT 未见明显异常，诊断为"原发性失眠"。

查体：血压 128/78mmHg，呼吸 17 次 / 分，心率 72 次 / 分，律齐。神清，精神尚可，形体消瘦，面色爪甲少华，语声低微。神经系统检查（-），口苦口黏，胃纳欠佳，小便可，大便溏薄，舌淡苔薄白，脉细。

主穴：百会、四神聪、神门、内关、三阴交、足三里、丰隆、下巨虚、中脘、气海。

操作：百会、四神聪、神门、三阴交、足三里、丰隆、下巨虚，操作手法同前。中脘，直刺0.8～1.2寸，施以捻转补法。内关，直刺0.5～1寸，施捻转补法。气海，直刺1～2寸，施以捻转补法。对双侧足三里、丰隆、下巨虚穴施温针灸，针刺得气后，将艾炷置于针柄上点燃，以穴位局部皮肤潮红为度。留针30～40分钟。

治疗经过：治疗2次后，患者入睡困难较前好转，睡眠时间延长。治疗2个疗程后，睡眠基本正常，夜间睡眠6～7个小时。食欲明显好转，无头晕目眩，无便溏。

【按语】

不寐最早记载于《足臂十一脉灸经》及《阴阳十一脉灸经》，在《内经》中称为"不得卧""目不瞑"。历代医家对于不寐的病因病机各有见解。《素问·逆调论》曰："胃不和则卧不安。"《张氏医通》云："脉数滑有力不眠者，中有宿滞痰火，此为胃不和则卧不安也。"指出过食肥甘厚味，脾胃不和，痰湿内扰，酿生痰热，扰动心神而出现夜寐不安。《类证治裁·不寐》曰："思虑伤脾，脾血亏损，经年不寐。"指出思虑太过，损伤心脾，营血亏虚，不能濡养心神导致不寐。张介宾归纳总结了不寐的病因病机、治则治法："无邪而不寐者，必营气之不足也，营主血，血虚则无以养心，心虚则神不守舍。"体虚，心血不足，心失所养也可导致不寐。张仲景补充了阴虚火旺与虚热烦躁导致的不寐，丰富了不寐的临床证候和治法。《证治要诀》指出"年高人阳衰不寐"，说明年老阳虚也是不寐的病因。《针灸集成》云："惊悸不得眠，取阴交。"《普济方·针灸》云："主惊不得卧，穴气海、阴交、大巨。"《神灸经纶》云："怔忡，健忘，不寐，内关、液门、膏肓、解溪、神门。"指出可选取任督二脉、心经之穴调和阴阳治疗不寐。

不寐病因众多，辨证以本虚标实为主，素体亏虚，心失所养，风火痰瘀外邪侵袭，扰动心神，脏腑气血阴阳失调，阴、阳跷脉功能失衡，导致不寐。在治疗上重视顾护心神，重视头部取穴，结合脏腑经络辨证，选取膀胱经、胃经、任脉的腧穴，针刺、艾灸并用，以养心安神，从而达到良好的疗效。

十四、胃脘胀（痛）

胃脘胀痛是以胃脘部胀满疼痛为主症的病证，临床表现有上腹胃脘部剧痛或隐痛，常伴有嗳腐吞酸、恶心呕吐、胸胁胀满、不思饮食、大便不调等症状。胃脘胀痛可分寒热虚实，寒证多因进食寒凉或外感风寒，伴恶寒无汗，脘腹暴痛，感寒痛剧，得温痛减，喜热饮，舌淡苔薄白，脉弦紧；热证见胃脘灼痛，伴咽干口燥，喜冷饮，大便干结，舌红少津，脉细数。实证气机阻滞，不通则痛，见胃脘部胀痛，疼痛剧烈，痛处拒按，饥时痛减，常伴嗳腐吞酸，脘腹嘈杂，呕吐或矢气后痛减，舌红苔厚腻，脉滑；或伴胸胁胀满，心烦易怒，嗳气，善太息，舌淡苔薄白，脉弦；或痛有定处，伴呕血、黑便，舌紫暗有瘀斑，脉细涩。虚证胃络失养，不荣则痛，见胃脘部隐痛，喜温喜按，空腹痛甚，伴有手足不温，泛吐清水，大便溏薄，神疲乏力，舌淡苔薄白，脉弱或缓。

【治疗】

和胃止痛，辅以散寒、清热、补虚、疏肝。以足阳明胃经穴为主。

【选穴】

主穴：足三里、中脘、内关、梁门、梁丘、三阴交、丰隆、下巨虚。

配穴：遇寒痛剧，配神阙、公孙；嗳腐吞酸，配天枢、太白；胸胁胀满、心烦易怒，配期门、太冲；呕血、黑便，配膻中、膈俞；神疲乏力、喜温喜按，配气海、关元；大便干结，配天枢、上巨虚。

【操作】

足三里，直刺 1.5 ～ 2 寸，施提插捻转补法，令酸胀感沿经络扩散为度。中脘，直刺 1 ～ 1.5 寸，施捻转补法。梁门，直刺 0.5 ～ 1 寸，施捻转泻法。内关，进针 1 ～ 1.5 寸，施捻转泻法。梁丘，直刺 0.8 ～ 1 寸，施捻转补法。三阴交，直刺 0.5 ～ 1 寸，施捻转补法。丰隆，进针 1 ～ 1.5 寸，施捻转提插泻法。下巨虚，直刺 1 ～ 1.5 寸，平补平泻。足三里、丰隆、下巨虚穴施温针灸，将艾炷置于针柄上点燃，以穴位局部皮肤潮红为度。留针 30 ～ 40 分钟。

【疗程】

每周针刺 3 次，10 次为 1 个疗程。

【组穴依据】

胃络不通或胃气不和、胃失温养则胃脘疼痛，故选穴多以足阳明胃经为主。足三里为足阳明胃经的合穴、胃的下合穴，"合治内腑"，故可和胃止痛，为治疗胃病的常用取穴。中脘位于上腹部，为胃之募穴，也是腑会，可治脏腑疾病，与足三里远近相配，升降中焦气机、健脾和胃。内关为八脉交会穴，通阴维脉，"阴维为病苦心痛"，可宽胸散结，也是止痛要穴。梁门为胃经腧穴，与足三里、中脘配伍，具有调理中焦、和胃止痛的作用。梁丘为足阳明胃经的郄穴，为治疗急性胃痛的要穴。三阴交为足太阴脾经腧穴，足三阴经交会穴，可健脾、疏肝、补肾，调理全身气血。丰隆、下巨虚为足阳明胃经腧穴，可温补阳明气血，调理中焦气机。

【验案举例】

刘某，男，31 岁。

主诉：反复胃脘疼痛 1 年余，加重 1 周。2021 年 8 月 10 日初诊。

病史：患者 1 年前因工作原因进食不规律，出现反复胃脘疼痛。1 年内劳累、受寒后均会发作。曾做胃镜检查，提示慢性非萎缩性胃炎。1 周前因进食寒凉后出现胃脘绞痛，疼痛剧烈，得热痛减，遇寒痛增，无恶心呕吐，伴腹泻，泻后痛减，前来就诊。

查体：血压 127/75mmHg，心率 68 次/分，神清，精神可，双肺呼吸音清，腹软，脐周轻度压痛，无反跳痛。恶寒无汗，偶有头痛，胃脘绞痛，喜热饮，胃纳一般，大便溏薄，便后痛减，小便清长，夜寐欠安。舌淡红，苔薄白，脉弦紧。

主穴：足三里、中脘、内关、梁门、梁丘、三阴交、丰隆、下巨虚、公孙、关元、天枢、百会。

操作：足三里、中脘、内关、梁门、梁丘、三阴交、丰隆、下巨虚，施术手法同前。公孙，直刺 0.5～1 寸，施捻转泻法，行针 1～3 分钟。天枢，直刺 1～1.5 寸，施捻转补法。关元，直刺 1～1.5 寸，施捻转补法。百会，平刺 0.5～0.8 寸，平补平泻。足三里、丰隆、下巨虚穴施温针灸，将艾炷置于针柄上点燃，以穴位局部皮肤潮红为度。留针 30～40 分钟。

治疗经过：治疗 1 次后，胃痛即缓解，仍有胃纳欠佳，便质稀薄，嘱患者避风寒，畅情志。用上法每周治疗 3 次，治疗 1 个疗程后，胃痛未发，胃纳可，夜寐安。

【按语】

"胃脘痛"的病名最早见于《内经》。如《灵枢·邪气脏腑病形》云："胃病者，腹䐜胀，胃脘当心而痛。"《灵枢·经脉》云："脾足太阴之脉……是动则病舌本强，食则呕，胃脘痛，腹胀，善噫。"对其病因也有一定的认识，《素问·举痛论》："寒气客于肠胃，厥逆上出，故痛而呕也。"《素问·痹论》:"饮食自倍,肠胃乃伤。"提出风、寒、湿等外邪入侵机体及饮食不节,损伤肠胃都是引起胃脘痛的病因。《难经·六十八难》云:"井主心下满……合主逆气而泄。"其中"心下"为脾胃所居,"心下满"意为居于心下的胃腑痞满不适。

《金匮要略》载有九种心痛,但未详列九痛之名。唐代孙思邈在《备急千金要方·心腹痛》中详细提出并发展了九种心痛之说,多为前胸与上腹部疼痛的合称,其中就包括了胃脘痛。直至金元时期,李东垣提出"内伤脾胃,百病由生"的观点,在《兰室秘藏》中首次立"胃脘痛"一门,在病因病机、治则治法等方面将胃脘痛与心痛相鉴别,认为其病机多因饮食劳倦、情志不畅等致脾胃本虚,又为寒湿所伤,观其治法,不外益气、温中、理气、和胃。《脾胃论》曰:"气在于肠胃者,取之足太阴、阳明。不下者,取之三里(章门、中脘、三里)。"这体现了"从阴引阳,从阳引阴"的理论。后世医家对胃脘痛的治疗各有见解。杨继洲在《针灸大成》中云:"欲去腹中之病,则灸三里。""翻胃吐食,中脘、脾俞、中魁、三里。"《医宗金鉴》云:"中脘主治脾胃伤。""公孙冲脉胃心胸,内关阴维下总同。"皆重视刺灸手法,以及特定穴和奇穴的运用。

当代针灸治疗胃脘痛的发展已经日趋完善,认为胃脘痛的病因一般为外邪侵袭、饮食积滞、素体虚弱、情志不畅。其病机不外乎胃气郁滞,胃失和降,不通则痛,疾病后期易发展成虚实夹杂之症。

十五、呃逆

呃逆是以喉间呃呃连声，声短而频，难以自止为主症的病证。临床症状多为偶然性短暂发生，多可自愈，严重者屡屡发生，可持续数天甚至数月。呃逆主要与情志、饮食、体虚有关。其病可分寒热虚实：寒证呃声沉缓有力，遇寒更甚，得热则缓，伴胃脘不舒，喜热恶寒，舌淡苔薄白，脉紧；热证呃声洪亮，伴脘腹满闷，口干口臭，大便秘结，小便短赤，舌红苔黄燥，脉洪数；实证呃逆连声，伴胸胁胀满，急躁易怒，嗳气肠鸣，舌红苔薄白，脉弦；虚证呃声无力，气不得续，多伴神疲乏力，气短懒言，自汗，面色㿠白，大便溏薄，舌淡苔薄白，脉细弱，或呃声短促不得续，口干咽燥，不思饮食，大便干结，舌红苔少，脉细数。

【治疗】

和胃降逆，辅以散寒、清热、疏肝、补气。以足阳明经、任脉穴为主。

【选穴】

主穴：内关、膻中、中脘、足三里、丰隆、下巨虚、太冲。

配穴：胃脘胀满、畏寒，配建里、关元；胸胁胀满，配期门、膈俞；大便秘结，配天枢、上巨虚；神疲乏力，配气海；口干、口苦，配内庭、曲池。

【操作】

内关，进针 0.5 ~ 1 寸，施捻转泻法。膻中，向下斜刺 0.5 ~ 1 寸，施捻转泻法。中脘，直刺 1 ~ 1.5 寸，施捻转补法。太冲，进针 0.5 ~ 1 寸，施捻转泻法。足三里，直刺 2 寸，施提插捻转补法，令酸胀感向下肢放射为度。丰隆，进针 1 ~ 1.5 寸，施捻转提插泻法。下巨虚，直刺 1 ~ 1.5 寸，平补平泻。于足三里、丰隆、下巨虚穴实施温针灸，将艾炷置于针柄上点燃，以穴位局部皮肤潮红为度。留针 30 ~ 40 分钟。

【疗程】

每周针刺 3 次，10 次为 1 个疗程。

【组穴依据】

呃逆的病位在膈，病机属气逆上冲动膈，故在治疗上应理气和胃降逆，主要选取足阳明经穴与任脉腧穴。内关为手厥阴心包经络穴，通阴维脉，可通调三焦气机，远端取之具有宽胸利膈、降逆止呃的功效。膻中穴近膈，为八会穴之气会，可调一身气机，具有通利上焦、理气宽胸的作用，气顺则呃止。中脘为足阳明胃经之募穴，补之可健脾和胃降逆。取足阳明胃经腧穴足三里、丰隆、下巨虚施灸，可温补阳明经气血，调理中焦气机止呃。太冲为足厥阴肝经原穴，具有疏肝理气和胃的功效。

【验案举例】

徐某，女，49 岁。

主诉：反复呃逆 10 天。2021 年 4 月 15 日初诊。

病史：患者 10 天前进食辛辣刺激之物后出现呃逆，呃声频发有力，不能自制。10 天来反复发作，进食后加重，伴胃脘胀满，口干口苦，不思饮食。大便干结，三日一行。诊断为"膈肌痉挛"。

查体：神清，精神可，营养良好，形体正常。胸廓两侧对称，形态正常，无桶状胸，双肺呼吸音清，呼吸 16 次 / 分。心音清，律齐。腹部形态正常，腹软，无压痛。肠鸣音正常。脘腹胀满，喜食冷饮，口干口苦，大便秘结，小便可，胃纳欠佳，夜寐欠安。舌红苔黄，脉滑数。

主穴：内关、膻中、中脘、足三里、丰隆、下巨虚、太冲、天枢、上巨虚、内庭、曲池。

操作：内关、膻中、中脘、足三里、丰隆、下巨虚、太冲，操作同前。双侧天枢，直刺 1～1.5 寸，施捻转泻法；上巨虚，直刺 1～1.5 寸，施提插捻转泻法；内庭，直刺 0.5～0.8 寸，施捻转泻法；曲池，直刺 0.5～1 寸，施提插捻转泻法。

治疗经过：经上法治疗 1 次后，呃逆明显减轻，发作频次降低，食后腹胀缓解。1 个疗程后，呃逆未再发作，饮食、二便恢复正常。

【按语】

"呃逆"作为病名，最早见于《丹溪心法·呃逆》："古谓之哕，近谓之呃，乃胃寒所生，寒气自逆而呃上，亦有热呃，亦有其他病发呃者，视其有余不足治之。"而此前本病被称为"哕"，早在先秦及两汉时期已有记载。《内经》

中有"胃为气逆，为哕"的记载，最早描述了呃逆的病因病机。《灵枢·口问》云："谷入于胃，胃气上注于肺，今有故寒气与新谷气俱还入于胃，新故相乱，真邪相攻，气并相逆，复出于胃，故为哕。"强调了哕的病机为肺胃气的运行逆乱，胃气上逆。

历代医家对呃逆的病因病机进行了深入的研究和论述。陈无择在《三因极一病证方论》中指出："大率胃实即噫，胃虚则哕。此由胃中虚，膈上热，故哕。"认为胃气虚是呃逆的病因之一。《临床指南医案》补充了阳虚浊阴上逆所致的呃逆。《外台秘要》记载："伏热在胃，令人胸满，胸满则气逆，气逆则哕，若大下后，胃中虚冷，亦令致哕也。"认为内有郁热，阳气不得通下，气逆上攻导致呃逆。《金匮要略》把呃逆分为胃寒气逆、胃虚夹热及腑气不通三种证型，确定了散寒和胃、补气清热和通下三种治法，为后世寒热虚实辨证论治奠定了基础。《证治汇补·呃逆》提出痰饮致呃："痰呃，呼吸不利，呃有痰声，脉滑有力。"《医林改错》根据解剖记载，血瘀也会导致呃逆。

十六、腹胀（痛）

腹痛是以胃脘以下、耻骨毛际以上部位发生疼痛为主症的病证。主要与外邪侵袭、饮食不节、情志影响、年老体虚等因素有关，临床表现包括腹痛拘急，可伴有食欲不振，脘腹嘈杂，嗳腐吞酸，恶心呕吐，大便溏薄或干结等症状。其中发病急骤，痛势剧烈，痛时拒按，多为实证；病程较长，痛势绵绵，痛时喜按，多为虚证或虚实夹杂。

其临床发病可分寒、热、虚、实。寒证腹痛急迫，伴畏寒怕冷，得热痛减，四肢欠温，小便清长，舌淡苔白，脉沉紧。热证伴脘腹胀满拒按，汗出，口干舌燥，烦渴引饮，大便秘结，小便短赤，舌红苔黄腻，脉数。虚证腹痛隐隐，时作时止，喜温喜按，劳累后加剧，伴神疲乏力，短气懒言，大便溏薄，面色少华，舌淡红苔薄白，脉沉细。实证伴胀满拒按，攻窜作痛，嗳气反酸，嗳气后腹痛可减，情志刺激可加重腹痛，舌紫暗或有瘀点，脉弦涩。

【治疗】

缓急止痛，辅以散寒、清热、解郁、补虚。以手、足阳明经为主。

【选穴】

主穴：天枢、关元、归来、气海、合谷、足三里、上巨虚、下巨虚。

配穴：腹痛急迫，配公孙；烦渴引饮，配内庭、阴陵泉；攻窜作痛、嗳气反酸，配太冲；腹部刺痛，配血海、膈俞；神疲乏力，配神阙、膻中；大便溏薄，配水道；脐下疼痛，配下巨虚；少腹疼痛，配曲泉。

【操作】

天枢，直刺 1～1.5 寸，施捻转泻法。关元，直刺 1～1.5 寸，施捻转补法。归来，直刺 1～1.5 寸，施捻转补法。气海，直刺 1～1.5 寸，施术同前。合谷，直刺

0.5～1寸，施捻转泻法，以局部酸胀为度。足三里，直刺2寸，施捻转提插补法，令酸胀感向四周扩散为度。上巨虚，进针1～1.5寸，施捻转提插泻法。下巨虚，直刺0.5～1.5寸，平补平泻。对双侧足三里、上巨虚、下巨虚穴实施温针灸，针刺得气后，将艾炷（直径2cm）置于针柄上点燃，以穴位局部皮肤潮红为度，留针30～40分钟。

【疗程】

每周针刺3次，10次为1个疗程。

【组穴依据】

腹痛的基本病机在于脏腑气机阻滞，不通则痛；或脏腑经脉失养，不荣则痛。治疗上应理气、缓急、止痛。天枢为大肠募穴，关元为小肠募穴，两者配合可通调胃肠腑气，气顺则痛止。归来属足阳明胃经腧穴，气海属任脉，可利下焦、行气散滞，可治下腹疼痛、大便不通。合谷为手阳明大肠经原穴，为大肠经原气所输注之处，可清泻阳明之郁热，通腑泻热，通经止痛。足三里为足阳明胃经合穴、胃之下合穴，上巨虚为大肠下合穴，下巨虚为小肠下合穴，"合治内腑"，三穴配伍，可疏通脏腑经气，和络止痛。

【验案举例】

陈某，男，39岁。

主诉：反复腹痛2个月余。2023年5月10日初诊。

病史：患者2个月前因饮食不洁致腹痛腹泻，未行系统治疗。2个月内出现反复腹痛，腹痛隐隐，食后腹痛明显，疼痛时作时止，得温痛减，劳累后疼痛加重。肠镜检查未见明显异常。寻求针灸治疗。

查体：血压 127/69mmHg，心率 60 次 / 分。患者神清，精神尚可，形体消瘦，面色少华，神疲乏力，短气懒言，腹痛喜温喜按，胃纳一般，大便溏薄，2 次 / 日，小便清长，夜寐欠安。舌淡红，苔薄白，脉细弱。

主穴：天枢、关元、归来、气海、水道、合谷、足三里、上巨虚、下巨虚、百会、四神聪。

操作：天枢、关元、归来、气海、合谷、足三里、上巨虚、下巨虚，施术同前。水道，直刺 1 ～ 1.5 寸，施捻转补法。百会，平刺 0.3 ～ 0.5 寸，平补平泻。四神聪，平刺 0.3 ～ 0.5 寸，平补平泻。双侧足三里、上巨虚、下巨虚穴实施温针灸，针刺得气后，将艾炷置于针柄上点燃，以穴位局部皮肤潮红为度，留针 30 ～ 40 分钟。

治疗经过：采用上法治疗 3 次后，腹痛明显缓解，食欲正常，夜寐安。治疗 2 个疗程后，腹痛消失，二便正常。

【按语】

"腹痛"一词，最早的记载可见于《山海经》，书中记载了食用器肉可以治疗腹痛、腹泻。马王堆汉墓出土的《足臂十一脉灸经》中论述了足太阴脾经腹痛包括不嗜食、善噫等症状，确立了脾胃病虚寒腹痛的特点。至南北朝时期，腹痛逐渐从一个临床症状演变为一个病名。《内经》中与腹痛相关的名称包括环脐而痛、肠鸣腹痛、腹中切痛、腹满痛等，其曰："寒气客于厥阴之脉……故胁肋与少腹相引痛矣。厥气客于阴股，寒气上及少腹，血泣在下相引，故腹痛引阴股。"又曰："阳气不足，阴气有余，则寒中肠鸣腹痛。"认为风寒热湿燥、气逆、虫积、食积等均是腹痛的病因病机。同时《灵枢·四时气》指出，无论阴阳寒热所致的腹痛，均可取足三里来治疗，其详细的论述为后世奠定了良好的基础。

《伤寒论》以六经辨证论述了腹痛的病理变化与临床方药治疗，拓展了后世医家的思路。《金匮要略》对腹痛有全面的论述，明确提出虚实辨证，在诊法上提出"病者腹满，按之不痛为虚，痛为实，可下之"，开创了腹痛论治的先河。《脉经》提出腹痛脉象的特点，如尺脉弦为腹痛，右手寸脉实为大肠实证腹痛等。"关前为阳，关后为阴。阳数则吐血，阴微则下利；阳弦则头痛，阴弦则腹痛。"《诸病源候论》将腹痛立为一个独立的病名，将腹痛、心痛进行区分，说明两者是不同的病证。该书将腹痛分为急腹痛和久腹痛，指出脏腑不足、寒邪内侵、正邪交争是腹痛发生的主要原因。《外台秘要》记载："心腹中痛，发作肿聚，往来上下，痛有休止，腹中热，喜涎出，是蛔虫咬也。"归纳了虫积腹痛。《脉因证治》指出，寒、热、血、食、湿、痰的积滞，会妨碍气机升降而导致腹痛。王肯堂的《证治准绳》总结了邪正相搏是腹痛发生的根本病因。

十七、泄泻

泄泻是以排便次数增多，便质稀溏或完谷不化，甚至如水样为主要表现的疾病。"泄"为大便溏薄者，"泻"指大便如水注者。主要与外邪侵袭、饮食不节、情志失调、脾胃虚弱、年老久病等因素有关。其中急性泄泻发病急，病程短，大便次数多，为实证；慢性泄泻起病缓，病程长，便泻次数少，为虚证或虚实夹杂。

临床常见，可分寒热虚实。寒证泄泻可见大便清稀，水谷夹杂，伴肠鸣腹痛，恶寒喜温，舌淡苔白滑，脉紧。热证可见大便色黄而臭，或有黏液，伴肛门灼热，喜冷饮，心烦口渴，小便短赤，舌红苔黄腻，脉数。虚证可见大便溏薄，反复发作；或完谷不化，由进食油腻诱发，伴面色萎黄，神疲乏力，不思饮食，舌淡苔白，脉缓无力；或黎明前肠鸣腹痛，泻后痛减，伴腰膝酸软，头晕耳鸣，面色黧黑，形体消瘦，舌淡苔白，脉沉细。实证多为腹痛肠鸣泄泻，或大便恶臭，泻后痛减，完谷不化，嗳腐吞酸，不思饮食，苔厚腻，脉滑；或伴胸胁胀闷，嗳气食少，每因抑郁恼怒或情绪紧张时腹痛泄泻，舌淡红，脉弦。

【治疗】

运脾化湿，理肠止泻，辅以散寒、清热、健脾和胃。以手阳明大肠经、手太阳小肠经、足太阴脾经为主。

【选穴】

主穴：天枢、关元、气海、水道、合谷、阴陵泉、足三里、上巨虚。

配穴：恶寒喜温，配神阙、梁门；大便色黄，肛门灼热，配内庭、曲池、大椎；完谷不化，配中脘、建里；面色萎黄，神疲乏力，配脾俞、胃俞；胸胁胀闷，配肝俞、太冲；五更泄泻，腰膝酸软，配肾俞、命门、大肠俞；久泻虚陷，配百会；泻下脓血，配曲池、合谷、三阴交、内庭。

【操作】

天枢，直刺 1～1.5 寸，施捻转泻法，以局部酸胀为度。关元，直刺 1～1.5 寸，施捻转补法。气海，直刺 1～1.5 寸，操作方法同前。水道，直刺 1～1.5 寸，施捻转泻法。合谷，直刺 0.5～1 寸，施捻转泻法，以局部酸胀为度。阴陵泉，进针 1～1.5 寸，施捻转提插泻法。足三里，直刺 2 寸，施捻转提插补法，令酸胀感向四周扩散为度。上巨虚，进针 1～1.5 寸，施捻转提插泻法。可选关元、气海、水道或足三里、上巨虚实施温针灸，针刺得气后，将艾炷（直径 2cm）置于针柄上点燃，以穴位局部皮肤潮红为度，留针 30～40 分钟。

【疗程】

每周针刺 3 次，10 次为 1 个疗程。

【组穴依据】

泄泻病机在于脾虚湿盛、肠道分清泌浊、传化功能失常，故治疗上应健脾化湿，分利肠道。本病病位在肠，故取大肠之募穴天枢，大肠之下合穴上巨虚，以及大肠经原穴合谷，三穴合用，调理肠腑而止泻。关元为小肠之募穴，取之有温阳益气止泻之效。气海属任脉，肓之原穴，可调摄、疏利下焦气机。水道为足阳明胃经腧穴，可清湿热，通膀胱，利水道，从而除湿止泻。阴陵泉为足太阴脾经合穴，足三里为足阳明胃经合穴、胃之下合穴，"合治内腑"，取之可温胃健脾，化湿止泻。

【验案举例】

王某，女，36 岁。

主诉：反复泄泻伴腹痛 3 个月余。2023 年 4 月 17 日初诊。

病史：3 个月前，患者饮食不洁后出现泄泻，伴腹痛肠鸣，大便恶臭，完谷不化，泻后痛减。服用蒙脱石散后缓解。但患者 3 个月来进食油腻后反复泄泻，大便溏薄，伴腹痛隐隐，情志刺激后加重，自觉乏力，夜寐欠佳。有慢性肠炎病史。中医诊断为"泄泻"。

查体：血压 130/78mmHg，心率 63 次 / 分。神清，精神尚可，营养良好，体形偏瘦，面色萎黄，腹部隐痛，食后疼痛加重，泻后痛减。自觉神疲乏力，动辄气短汗出，胃纳欠佳，大便溏薄，2～3 次 / 天，夜寐欠安，难以入睡。舌淡红，苔薄白，脉细弱。

主穴：天枢、关元、气海、水道、合谷、阴陵泉、足三里、上巨虚、百会、四神聪、中脘、三阴交。

操作：天枢、关元、气海、水道、合谷、阴陵泉、足三里、上巨虚，操作手法同前。百会，平刺 0.5～0.8 寸，施捻转补法。四神聪，平刺 0.5～0.8 寸，施捻转补法。中脘，直刺 1～1.5 寸，施捻转补法。三阴交，进针 1～1.5 寸，施捻转泻法。对关元、气海、双侧水道实施温针灸，针刺得气后，将艾炷（直径 2cm）置于针柄上点燃，以穴位局部皮肤潮红为度，留针 30～40 分钟。

治疗经过：治疗 3 次后，泄泻次数减少，大便成形，无腹痛，夜寐安。治疗 2 个疗程后，腹泻止，胃纳可，二便调。

【按语】

泄泻又被称为"濡泻""飧泄""洞泄"等，最早记载于《内经》。《素问·阴阳应象大论》曰："湿胜则濡泻。""春伤于风，夏生飧泄。"《素问·脏气法时论》曰："脾病……虚则腹满肠鸣，飧泄食不化。"《素问·金匮真言论》曰："长夏善病洞泄寒中。"《素问·生气通天论》曰："是以春伤于风，邪气留连，乃为洞泄。"《素问·至真要大论》曰："诸呕吐酸，暴注下迫，皆属于热。"该书详细指出了泄泻的各类病因，认为风寒湿热及脾虚均可导致泄泻。《难经》明确将脾、胃、肾、大小肠与泄泻联系起来，提出"五泄"之说。张仲景从六经脉证并治的角度认识下利病证，在《金匮要略》中列"呕吐哕下利病脉专篇"，以下利来概括泄泻和痢疾，重视清、下、温、固、消多种治法。

《脉经》从寸口脉象上反映脏腑与泄泻的关系，并提出相应的治疗方法，如"脾病者……虚则腹胀，肠鸣，溏泄，食不化。取其经，足太阴、阳明、少阴血者。""关脉伏，中焦有水气，溏泄……针关元，利小便，溏泄便止。"《针灸甲乙经》列出专篇论述泄泻："飧泄，太冲主之。""溏不化食，寒热不节，阴陵泉主之。"完善了泄泻的针灸治疗，同时总结了泄泻的伴随症状。孙思邈重视脏腑寒热虚实辨证，发展三焦学说，认为泄泻病因重在下焦的肾和膀胱，同时提出用食疗的方法治疗疾病，在后世的治疗中均有体现。《圣济总录》记载："上焦虚则引气于肺，中焦虚则生寒，腹痛洞泄，便利霍乱，下焦虚，则大小便不止。"进一步发展了三焦辨证，尤重中、下二焦。《三因极一病证方论》首立"泄泻"之篇，将风寒湿热归为泄泻的外因，七情致泄归为内因，饮食劳逸归为不内外因。《医宗必读》提出治泻九法，即淡渗、升提、清凉、疏利、甘缓、酸收、燥脾、温肾、固涩，标志着对泄泻从理论到临床治疗规律的进一步完善。

十八、便秘

便秘是以大便秘结不通、排便艰涩难解为主要症状的病证。症见便质干燥坚硬，排便周期或时间延长，常常数日一行，或虽有便意但排便不畅。常与饮食不节、情志失调和年老体虚有关，总因脏腑功能失调，肠腑壅塞不通或肠失滋润，大肠传导不利而发病。临床可伴有腹痛腹胀，恶心呕吐，嗳腐吞酸，胸胁胀满，不思饮食等一系列症状。

依据寒热虚实可将便秘分为冷秘、热秘、虚秘、气秘。冷秘见腹中冷痛，常伴面色㿠白，畏寒喜暖，四肢不温，小便清长，舌淡苔白，脉沉迟。热秘见大便干结，伴见腹痛腹胀，喜冷饮，口干口臭，舌红苔黄燥，脉滑数。虚秘有便意但临厕努挣乏力，气短汗出，便后疲乏，神疲气怯，面色无华，甚至头晕心悸，唇舌色淡，舌淡苔薄白，脉虚细。气秘伴有脘腹胀满，胸胁痞闷，嗳气频作，纳食减少，舌苔薄腻，脉弦。

【治疗】

行滞通便，辅以清热、理气、散寒、补虚。以手阳明大肠经穴为主。

【选穴】

主穴：天枢、气海、关元、支沟、足三里、丰隆、下巨虚。

配穴：大便干结，配大肠俞、合谷、内庭；腹中冷痛，配神阙；胸胁胀满，配行间、太冲、大敦；神疲乏力，配脾俞、三阴交；血虚，配脾俞、血海。

【操作】

天枢，直刺 1～1.5 寸，施捻转泻法，以局部酸胀为度。气海，直刺 1～1.5 寸，施捻转补法。关元，直刺 1～1.5 寸，施捻转补法。支沟，直刺 0.5～1 寸，施捻转泻法。足三里，直刺 2 寸，施捻转提插补法，令酸胀感向四周扩散为度。丰隆，进针 1～1.5 寸，施捻转提插泻法。

下巨虚，进针 1 ～ 1.5 寸，施捻转提插泻法。对足三里、丰隆、下巨虚实施温针灸，针刺得气后，将艾炷（直径 2cm）置于针柄上点燃，以穴位局部皮肤潮红为度，留针 30 ～ 40 分钟。

【疗程】

每周针刺 3 次，10 次为 1 个疗程。

【组穴依据】

肠腑功能失调，壅塞不通，导致传导功能不利，则致便秘。故选穴以手阳明大肠经、足阳明胃经穴为主。天枢为大肠之募穴，可调大肠腑气，使大肠传导功能恢复正常。关元为小肠之募穴，下巨虚为小肠下合穴，两穴合用，可调小肠腑气。气海为任脉腧穴，可通利下焦，行气散滞，与关元相配，可通腑行气，通便散结。支沟为手少阳三焦经腧穴，有宣通三焦气机的功效，三焦之气通畅，则腑气通利。足三里为足阳明胃经合穴，与足阳明胃经络穴丰隆配合，可调理胃肠，宣通阳明腑气，理气通便。

【验案举例】

赵某，男，51 岁。

主诉：排便困难半月余。2023 年 1 月 30 日初诊。

病史：患者半月前感冒发热，热退后周身无力，气短神疲，排便困难，大便干结如球状，虽有便意仍难以排出。伴有隐隐腹痛，不思饮食，食后腹胀，排便后时有头晕。服用乳果糖后便秘无明显改善。故前来就诊，诊断为"便秘"。

查体：血压 135/84mmHg，心率 70 次 / 分。神清，精神可，面色无华，腹软，无压痛。肝、脾未触及。胃纳欠佳，夜寐一般，大便秘结，3 ～ 4 日 / 次，舌淡苔薄白，脉细。

主穴：天枢、气海、关元、支沟、足三里、丰隆、下巨虚、合谷、三阴交。

操作：天枢、气海、关元、支沟、足三里、丰隆、下巨虚，施术操作同前。合谷，直刺 0.5 ～ 0.8 寸，施捻转补法。三阴交，直刺 1 ～ 1.5 寸，施捻转补法。对足三里、丰隆、下巨虚实施温针灸，针刺得气后，将艾炷（直径 2cm）置于针柄上点燃，以穴位局部皮肤潮红为度，留针 30 ～ 40 分钟。

治疗经过：治疗 1 个疗程后，便质干结情况好转，大便 1 ～ 2 日 / 次。治疗 2 个疗程后，大便可，1 日 / 次，胃纳可。

【按语】

自先秦时期，便秘就作为一个临床症状被记载。在《内经》中，与便秘有关的描述有大便难、后不利、不得前后、膈肠不便等，认为便秘的病因包括寒、热、瘀血和邪气。《素问·举痛论》曰："热气留于小肠，肠中痛，瘅热焦竭，则坚干不得出，故痛而闭不通矣。"邪气客于肠腑，肠腑下行之气息失常，则成大便坚硬干结不得出。《素问·至真要大论》曰："湿淫所胜……大便难。"湿邪也可导致便秘。《伤寒论》曰："其脉浮而数，能食，不大便者……其脉沉而迟，不能食，身体重，大便反硬。"张仲景根据临床表现及脉象将便秘分为阴结和阳结，认为其病因有寒、热、气滞，明确了不同的发病机制。

《脉经》认为脾胃是便秘病机的关键，重视以脉象定病机，如："右手关上阴实者，脾实也。""左手寸口人迎以前脉阴阳俱实者，手少阴与太阳经俱实也。"《诸病源候论》以病为纲，在"大便病诸候"中列"大便难""大便不通"两候，首设专篇讨论。其曰："大便难者，由五脏不调，阴阳偏有虚实，谓三焦不和则冷热并结故也。"又云："渴利之家，大便亦难。"认为大便不通是由于五脏不和，冷热之气不调，热气进入胃肠烧灼津液，致津液燥竭，或冷热之气与肠中糟粕相结壅塞所致。在《备急千金要方》中，便秘正式独立成病。《太平圣惠方》详细分析了虚劳与大肠风热所致的便秘。《圣济总录》根据病因病机将便秘分为风秘、热秘、冷秘、虚秘，并增补了湿秘、气秘、痰秘等，进一步完善了便秘的分类。张介宾在《景岳全书》中将便秘以有无邪气分为阴结和阳结，治疗上认为"阳结者，邪有余，宜攻宜泻；阴结者，正不足，宜补宜滋"，为后世的临床治疗提供了新的思路。

十九、癃闭

癃闭是指以排尿困难，小便点滴而下，甚至闭塞不通为主要表现的疾病。癃与闭都是排尿困难，只是程度不同，其中小便不利，点滴而短少，病势较缓者称为"癃"；小便闭塞,点滴全无,病势较急者称为"闭"。

本病多由老年肾气虚惫,命门火衰,不能鼓舞膀胱气化;或因中气不足,膀胱传送无力而发,此属虚证。若因中焦湿热下注膀胱,阻遏膀胱气化;或因跌仆外伤,以及下腹部经脉瘀滞,则属实证。虚证多伴有面色㿠白,神乏气弱,腰膝酸软,少气,大便不坚,舌淡,脉细无力或细缓。实证多伴有少腹胀急而痛,烦躁口渴,舌质红,苔黄腻,脉数。

【治疗】

通利水道,辅以温补脾肾、清热利湿、行气活血。取足少阴经穴、足太阳经穴和任脉穴为主。

【选穴】

主穴:关元、水道、气海、中极、肾俞、三焦俞、三阴交、阴陵泉。

配穴:脾虚气弱者,配脾俞、足三里;排尿无力者,配膀胱俞;肛门坠胀者,配次髎;心烦者,配内关;湿热内蕴者,配委阳;湿毒上犯喘息者,配尺泽;肝气郁结者,配太冲;外伤瘀血者,配次髎、血海。

【操作】

关元,进针 1～1.5 寸,施捻转提插补法。气海,直刺 1～1.5 寸,手法同前。水道,直刺 1～1.5 寸,施捻转提插泻法。中极,待患者排尿后直刺 0.5～1 寸,不能直刺者,向下斜刺或透刺,使针感能到达会阴并引起小腹收缩抽动为佳,泻法。肾俞,进针 0.5～1 寸,施捻转提插补法。三焦俞，进针 0.5 ～ 1 寸，手法同前。三阴交，直刺 1 ～ 1.5 寸，施捻转提插泻法。阴陵泉，进针 1 ～ 2 寸，手法同前。对水道、气海、关元实施温针灸，针刺得气后，将艾炷（直径 2cm）置于针柄上点燃，以穴位局部皮肤潮红为度，留针 30 ～ 40 分钟。

【疗程】

每周针刺 3 次，10 次为 1 个疗程。

【组穴依据】

命门火衰，中气不足，治疗当以温补脾肾为主，故取肾俞以振奋阳气。又因脾肾不足导致三焦决渎无力，故取三焦俞以通调三焦气机。复灸关元、气海、水道穴，温补下焦元气，鼓舞膀胱气化而达启闭通尿的功效。实证由湿热下注，或因气血阻滞所致，取三阴交、阴陵泉疏通足三阴经气血，清利脾经湿热。

【验案举例】

李某，男，70 岁。

主诉：患者排尿困难 7 日。2023 年 8 月 6 日初诊。

病史：患者有前列腺增生病史十余年，平素夜尿频数，尿线细有分叉，7 日前突发排尿困难，经急诊予留置导尿，近几日尿道口胀痛不适，故予拔管，半日后小便仍不能自解。刻下排尿困难，小便点滴不出，小腹胀满不适，纳差，夜寐不安，诊断为"前列腺增生，尿潴留"。

查体：体温 36.7℃，心率 89 次 / 分，呼吸 18 次 / 分，血压 130/80mmHg。神清，精神尚可，全身皮肤黏膜无黄染及出血点，全身浅表淋巴结未见肿大。两肺呼吸音清，未闻及干、湿啰音。腹软，无压痛、反跳痛，肝脾肋下未触及，肝区叩击痛（-），肾区叩击痛（-），双下肢无水肿。叩诊膀胱区浊音界位于耻骨联合上三横指。舌暗红，苔黄腻，脉细涩。

主穴：关元、水道、气海、中极、三阴交、阴陵泉、列缺、百会。

操作：主穴操作手法同前。列缺，向上斜刺0.3～0.5寸。百会，平刺0.5～0.8寸。水道，直刺1～1.5寸，双针急泻，提插捻转泻法1分钟。对水道、气海、关元实施温针灸，针刺得气后，将艾炷（直径2cm）置于针柄上点燃，以穴位局部皮肤潮红为度，留针30～40分钟。

治疗经过：采用上法治疗30分钟后患者小便自出，经连续3日治疗后患者小便可自解。后续治疗2个疗程后，患者夜尿较前明显减少。

【按语】

癃闭之名，首见于《内经》，书中对癃闭的病位、病机做了概要的论述，如《素问·宣明五气》曰："膀胱不利为癃，不约为遗溺。"《素问·标本病传论》："膀胱病，小便闭。"《灵枢·本输》云："三焦者……实则闭癃，虚则遗溺，遗溺则补之，闭癃则泻之。"膀胱者，州都之官，津液藏焉，气化则能出矣，故膀胱不利为癃。三焦者，决渎之官，水道出焉，故三焦实则为闭癃。癃与闭是为二证，闭者小便不通，癃者小便不利，欲解不解，屡出而短少。

在病因病机方面，《诸病源候论·便病诸候》提出："小便不通，由膀胱与肾俱有热故也。""小便难者，此是肾与膀胱热故也。"认为二者系热的程度不同所致，热气大盛则令小便不通，热势极微，故但小便难也。《丹溪心法·小便不通》认为该病有气虚、血虚、有痰、风闭、实热等类型。《景岳全书·癃闭》将癃闭的病因概括为四个方面："凡癃闭之证，其因有四……有因火邪结聚小肠膀胱者，此以水泉干涸，而气门热闭不通也。有因热居肝肾者，则或以败精，或以槁血，阻塞水道而不通也……凡病气虚而闭者，必以真阳下竭，元海无根，水火不交，阴阳痞隔……若气实而闭者，不过肝强气逆，移碍膀胱，或破其气，或通其滞，或提其陷，而壅者自无不去。"

癃闭之证，若从病因来分，不外实热与虚寒两类。实热者，多为热居脾肾，或肾与膀胱俱热；也可因瘀血败精等黏腻之邪阻塞水道而成。虚寒者，多因肾气不充，命火虚衰，以致下焦气化不行，水蓄不通所致。其病以肾与膀胱为主，治疗当分辨其在脏在经，论治取穴。急症治标，以通为先；缓病治本，或标本兼治，必须审证求因，分别论治。

二十、淋证

淋证是指以小便频数、短涩淋沥、小腹拘急引痛为主症的疾病，根据病机和症状的不同，临床上一般分为热淋、石淋、血淋、气淋、膏淋五种类型。西医学中的急慢性尿路感染、急慢性前列腺炎、尿路结石、乳糜尿等病具有淋证表现者，均属此范畴。

若外感湿热，或脾湿郁热客于下焦，膀胱气化不利，小便频数热痛者为热淋，多伴有尿路灼热刺痛，口苦，便秘，舌质红，苔黄腻。若湿热久蕴，酿而成石，遂致石淋，多伴有尿中带有砂石，堵塞尿路，刺痛难忍，苔白或黄腻，脉弦数。若湿热伤及血分，迫血妄行，或久病阴虚火旺而致脉络损伤，尿中带血者为血淋，多见舌红少苔或苔黄腻，脉细数。若年老肾气不足，膀胱气化无权，出尿艰涩，余沥不尽者为气淋，多伴有少腹及会阴部胀痛不适，小便断续，神疲少气，舌质淡，脉细弱。若久病脾肾两虚，以致清浊不分，小便混浊如米泔为膏淋，多伴排尿不畅，口干，苔白微腻，脉濡数。

【治疗】

疏利膀胱气机，利尿通淋。以膀胱俞募及阴经穴为主。

【选穴】

主穴：膀胱俞、中极、阴陵泉、太溪。

配穴：发热，配合谷、外关；结石，配委阳、然谷；尿血，配血海、三阴交；气虚、排尿乏力，温灸气海、水道；小便混浊如膏，温灸肾俞、气海俞。

【操作】

膀胱俞，直刺0.8～1.2寸，施捻转泻法。中极，待患者排尿后直刺0.5～1寸，不能直刺者，向下斜刺或透刺，使针感能到达会阴并引起小腹收缩抽动为佳，用泻法。阴陵泉，直刺 1 ～ 2 寸，施捻转提插泻法。太溪，直刺 0.5 ～ 1 寸，施捻转补法。

【疗程】

每周针刺 3 次，10 次为 1 个疗程。

【组穴依据】

淋证以膀胱气化失常为主要病机，故取膀胱俞和膀胱募穴中极以疏利膀胱气机，配脾经合穴阴陵泉以利小便，使气化复常，小便通利，取通则不痛之意。太溪为肾经原穴，取之益肾水而通其源。

【验案举例】

仇某，女，58 岁。

主诉：反复尿频、尿急、尿时刺痛 5 年，加重 1 个月。2022 年 10 月 3 日初诊。

病史：患者有反复尿频、尿急、尿时刺痛史 5 年，发作时偶有发热，外院曾诊断为慢性肾盂肾炎，反复使用多种抗生素治疗，然病情未痊愈，尿频、尿急症状反复发作。近 1 个月症状又起，伴有腰部酸楚，排尿尚畅，无明显发热，自服左氧氟沙星，症状未减，查尿常规白细胞（++），诊断为"慢性尿路感染"。

查体：体温 37℃，心率 76 次 / 分，呼吸 20 次 / 分，血压 120/80mmHg。神清，精神可，形体偏瘦，全身皮肤黏膜无黄染及出血点，全身浅表淋巴结未触及肿大。胸廓对称，两肺呼吸音清，未闻及干湿啰音。腹平软，无压痛、反跳痛，各输尿管点压痛（－），肝脾肋下未触及，肝区叩击痛（－），左肾区叩击痛（＋），双下肢无水肿。舌红，苔薄白，脉细弦滑。

主穴：膀胱俞、肾俞、阴陵泉、太溪、中极、气海、三阴交。

操作：膀胱俞、阴陵泉、太溪、中极，操作手法同前。肾俞，直刺 1.5 ～ 2 寸，施提插捻转补法。三阴交，向后斜刺 1 ～ 1.5 寸，施提插补法。气海，直刺 1 ～ 1.5 寸，施捻转补法。

治疗经过：采用上法治疗 2 周后，腰部酸楚、尿频、尿急、尿痛均明显减轻。治疗 2 个疗程后，各症状均已消失。半年后随访，未发现复发。

【按语】

淋证始见于《内经》。《素问·六元正纪大论》称为"淋闷"，并有"甚则淋""其病淋"等记载。《金匮要略·五脏风寒积聚病脉证并治》称为"淋秘"，该篇指出淋秘为"热在下焦"。《金匮要略·消渴小便不利淋病脉证并治》中描述了淋证的症状："淋之为病，小便如粟状，小腹弦急，痛引脐中。"

隋代巢元方在《诸病源候论》中对淋证的病机做了详细的论述，并对本病的病位及发病机理做明确概括："诸淋者，由肾虚而膀胱热故也……肾虚则小便数，膀胱热则水下涩，数而且涩，则淋沥不宣，故谓之淋。"并把淋证分为石淋、气淋、膏淋、劳淋、热淋、血淋、寒淋七种，而以"诸淋"统之。"石淋者，淋而出石也。肾主水，水结则化为石，故肾客沙石。肾虚为热所乘，热则成淋。其病之状，小便则茎里痛，尿不能卒出，痛引少腹，膀胱里急，沙石从小便道出，甚者塞痛，令闷绝……气淋者，肾虚膀胱热，气胀所为也。膀胱与肾为表里，膀胱热，热气流入于胞，热则生实，令胞纳气胀，则小腹满，肾虚不能制其小便，故成淋。其状膀胱小腹皆满，尿涩，常有余沥是也。亦曰气癃……膏淋者，淋而有肥，状似膏，故谓之膏淋，亦曰肉淋。此肾虚不能制于肥液，故与小便俱出也。劳淋者，谓劳伤肾气，而生热成淋也。肾气通于阴。其状尿留茎内，数起不出，引小腹痛，小便不利，劳倦即发也。热淋者，三焦有热，气搏于肾，流入于胞而成淋也。其状小便赤涩……血淋者，是热淋之甚者，则尿血，谓之血淋。心主血，血之行身，通遍经络，循环腑脏。其热甚者，血则散失其常经，溢渗入胞，而成血淋也。寒淋者，其病状先寒战，然后尿是也。由肾气虚弱，下焦受于冷气，入胞与正气交争，寒气胜则战寒而成淋，正气胜则战寒解，故得小便也。"

淋证的病位在肾与膀胱，且与肝、脾有关。其病机主要是肾虚、膀胱湿热、气化失司。肾与膀胱相表里，肾气的盛衰直接影响膀胱的气化与开合。淋证日久不愈，热伤阴，湿伤阳，易致肾虚；肾虚日久，湿热秽浊邪毒容易侵入膀胱，引起淋证反复发作。因此，肾虚与膀胱湿热在淋证的发生、发展及病机转化中具有重要的意义。淋证有虚有实，初病多实，久病多虚，初病体弱及久病患者，亦可虚实并见。实证多在膀胱和肝，虚证多在肾和脾。治疗需辨明淋证类别、证候的虚实并区别标本缓急。

二十一、水肿

水肿，又名"水气"，指人体水液潴留，泛溢肌肤，引起头面、目窠、四肢、腹部，甚至全身浮肿的一类病证。根据临床表现可概分为"阳水"与"阴水"两类。阳水发病较急，多从头面部先肿，肿势以腰部以上为著。阴水发病较缓，多从足跗先肿，肿势以腰部以下为剧。阳水多属实证，阴水多属虚证。阳水迁延不愈，正气渐伤，则可转为阴水；阴水复感外邪，肿势增剧，亦可出现阳水证候。

【治疗】

疏风利水，辅以清热散寒、健脾温肾。取手足阳明经穴、太阴经穴、背俞穴。

【选穴】

主穴：偏历、外关、关元、水道、气海、足三里、阴陵泉、太溪、三焦俞。

配穴：胃脘痞满，配中脘；便溏，配天枢；咽痛，配少商；面部肿甚，配水沟；小便不利，配肾俞。

【操作】

偏历，进针 0.5 ～ 0.8 寸，手法同前。外关，直刺 0.5 ～ 1 寸，施术同前。阴陵泉，直刺 1 ～ 2 寸，施术同前。

脾俞，斜刺 0.5～0.8 寸，施捻转补法。肾俞，直刺 0.5～1 寸，施捻转提插补法。太溪，直刺 0.5～1 寸，手法同前。足三里，直刺 1～2 寸，施术同前。水道，直刺 1～1.5 寸，施捻转提插泻法。气海，直刺 1～1.5 寸，手法同前。关元，直刺 1～1.5 寸，手法同前。三焦俞，直刺 0.5～1 寸，施捻转提插泻法，针尖不宜向外侧深刺，以免损伤肾脏及输尿管等。对水道、气海、关元实施温针灸，针刺得气后，将艾炷（直径 2cm）置于针柄上点燃，以穴位局部皮肤潮红为度，留针 30～40 分钟。

【疗程】

每周针刺 3 次，10 次为 1 个疗程。

【组穴依据】

上部肿甚，治宜发散。取外关合偏历发汗清热，使在表的风湿得从汗解。佐以三焦俞通调水道，阴陵泉健脾利水，使在里的水邪下输膀胱。表里分消，可收疏风消肿之效。下部肿甚，治宜分利。取脾俞配足三里健脾化湿，肾俞配太溪温补肾阳，重灸气海助阳化气，水道分利水邪，气行则水行，水行则消肿。

【验案举例】

徐某，女，56 岁。

主诉：发现双下肢水肿半年余。2023 年 1 月 26 日初诊。

病史：患者半年前无明显诱因出现双下肢水肿，疲劳时症状加重，肿由下肢而起，食欲不振，大便溏泄，小溲短涩，神倦肢冷，腹胀脘闷，生化检查示白蛋白 36g/L，血脂正常，肌酐 86μmol/L，尿素氮 5.1mmol/L，尿酸 391mmol/L，24 小时尿蛋白定量 0.34g，B 超检查双肾大小结构正常。诊断为"慢性肾炎，水肿病阴水"。

查体：体温 37℃，心率 82 次 / 分，呼吸 20 次 / 分，血压 130/90mmHg。神清，精神尚可，全身皮肤黏膜无黄染及出血点，浅表淋巴结未见肿大。两肺呼吸音清，未闻及干、湿啰音。腹平软，无压痛、反跳痛，肝脾肋下未触及，肝区叩击痛（－），肾区叩击痛（－），双下肢压迹（＋）。舌淡胖，苔白滑，脉沉细。

主穴：偏历、外关、关元、水道、气海、足三里、阴陵泉、太溪。

操作：主穴操作手法同前。对双侧水道、气海、关元实施温针灸，针刺得气后，将艾炷（直径 2cm）置于针柄上点燃，以穴位局部皮肤潮红为度，留针 30 ～ 40 分钟。

治疗经过：采用上法治疗 3 次后，患者小便增多，水肿已去其半，腹胀脘闷也减轻，但仍有便溏。续疗 3 次后，下肢水肿基本消失，小便通利，胃纳已旺。治疗巩固 2 个疗程后，患者水肿未复发，二便正常，精神见振。

【按语】

水肿作为病名，出自《素问·水热穴论》，称为"水"，该篇记载："水病下为胕肿、大腹，上为喘呼，不得卧者，标本俱病，故肺为喘呼，肾为水肿。"《内经》中更多使用的是"胕肿"一词，如《素问·水热穴论》曰："肾者，胃之关也。关门不利，故聚水而从其类也。上下溢于皮肤，故为胕肿。"并根据不同症状分为风水、石水、涌水。《灵枢·水胀》对其症状做了详细的描述，如："水始起也，目裹上微肿，如新卧起之状，其颈脉动，时咳，阴股间寒，足胫肿，腹乃大，其水已成矣。以手按其腹，随手而起，如裹水之状，此其候也。"其发病原因，《素问·水热穴论》指出："故其本在肾，其末在肺。"《素问·至真要大论》又指出："诸湿肿满，皆属于脾。"可见，在《内经》时代，对水肿病已有了较明确的认识。

《金匮要略》称本病为"水气"，按病因、病证分为风水、皮水、正水、石水、黄汗五类。又根据五脏证候分为心水、肺水、肝水、脾水、肾水。至元代朱丹溪的《丹溪心法·水肿》才将水肿分为阴水和阳水两大类，指出："若遍身肿，烦渴，小便赤涩，大便闭，此属阳水……若遍身肿，不烦渴，大便溏，小便少，不涩赤，此属阴水。"这一分类方法至今仍对指导临床辨证有重要意义。清代李用粹在《证治汇补·水肿》中归纳总结了前贤关于水肿的治法，认为治水肿之法："宜调中健脾，脾气实，自能升降运行，则水湿自除，此治其本也。"同时又列举了水肿的分治六法：治分阴阳、治分汗渗、湿热宜清、寒湿宜温、阴虚宜补、邪实当攻。分别为完善水肿的病因学说和辨证论治作出了贡献。

本病的病位在肺、脾、肾三脏，与心有密切关系。基本病机是肺失宣降通调，脾失转输，肾失开合，膀胱气化失常，导致体内水液潴留，泛滥肌肤。水肿的发病，是以肾为本，以肺为标，而以脾为制水之脏。诚如《景岳全书·水肿论治》所云："凡水肿等证，乃脾肺肾三脏相干之病。盖水为至阴，故其本在肾；水化于气，故其标在肺；水唯畏土，故其制在脾。今肺虚则气不化精而化水，脾虚则土不制水而反克，肾虚则水无所主而妄行。"

二十二、虚劳

虚劳又称虚损，是由于禀赋薄弱、后天失养及外感内伤等多种原因引起的，以脏腑功能衰退、气血阴阳亏损、日久不复为主要病机，以五脏虚证为主要临床表现的多种慢性虚弱证候的总称。本病相当于西医学中的慢性疲劳综合征等。

虚劳根据其性质分为气、血、阴、阳四类。气虚者主要表现为面色萎黄，神疲体倦，懒言声低，自汗，脉细；血虚者主要表现为面色不华，唇甲淡白，头晕眼花，脉细；阴虚者主要表现为口干舌燥，五心烦热，盗汗，舌红苔少，脉细数；阳虚者主要表现为面色苍白，形寒肢冷，舌质淡胖有齿痕，脉沉细。

【治疗】

健脾补肾，补益气血。以督脉、任脉及背俞穴为主。

【选穴】

主穴：百会、关元、气海、三阴交、足三里、丰隆、下巨虚。

配穴：气血虚，配气海俞、脾俞、胃俞；阴虚，配太溪；阳虚，配中极、命门；五心烦热，配神门、太溪；失眠、心悸，配内关、照海；健忘，配印堂、水沟；头晕、注意力不集中，配四神聪、悬钟；尿频，配中极、水道。

【操作】

百会，平刺0.5～0.8寸，平补平泻。关元，直刺1～1.5寸，施捻转提插补法。气海，直刺1～1.5寸，施术同前。三阴交，直刺1～1.5寸，施术同前。足三里，直刺2寸，施捻转提插补法，以酸胀感向四周扩散为度。丰隆，进针1～1.5寸，施捻转提插泻法。下巨虚，直刺0.5～1.5寸，平补平泻。对气海、关元穴实施温针灸，针刺得气后，将艾炷（直径2cm）置于针柄上点燃，以穴位局部皮肤潮红为度，留针30～40分钟。

【疗程】

每周针刺3次，10次为1个疗程。

【组穴依据】

百会位于头部，可升举阳气，清利头目，健脑益神，为"百病皆主"。关元乃足三阴、任脉之会，可鼓舞先天元气。气海属任脉，肓之原穴，可利下焦、补元气、行气散滞。大横，别名肾气，属足太阴、阴维之会，可温中散寒。三阴交为足三阴经交会穴，可益气健脾、培补肝肾。足三里、丰隆、下巨虚均为足阳明胃经腧穴。阳明经"多血多气"，若气血运行不畅，加之素体脾胃虚弱，则痰浊内生。针刺此三穴可通调阳明经气，使气通血足，筋舒络通。温针此三穴可活血通络，健脾化痰。

【验案举例】

陆某，男，46岁。

主诉：乏力伴尿频2个月余。2023年11月3日初诊。

病史：患者素体肥胖，2个月前无明显诱因出现乏力伴尿频，白昼精神欠佳，纳可，寐尚可，大便不成形。既往有胆结石、肝囊肿、脂肪肝病史。西医诊断为"疲劳综合征"，中医诊断为"虚劳"。

查体：血压129/89mmHg，心率85次/分。舌淡胖大有齿痕，苔白腻，脉细滑。

主穴：百会、气海、中极、水道、三阴交、足三里、丰隆、下巨虚。

操作：百会、气海、三阴交、足三里、丰隆、下巨虚，操作手法同前。中极，直刺0.5～1寸。水道，直刺1～1.5寸。对气海、中极、双侧水道穴实施温针灸，针刺得气后，将艾炷（直径2cm）置于针柄上点燃，以穴位局部皮肤潮红为度，留针30～40分钟。

治疗经过：采用上法治疗6次后，乏力症状明显减轻，睡眠质量提高，白天精神状态改善，尿频症状明显减轻。治疗2个疗程后，诸症均明显改善。

【按语】

虚劳作为病名，首次出现于《金匮要略·血痹虚劳病脉证并治》。该篇先论脉象，提出虚劳的脉象总纲为"脉大为劳，极虚亦为劳"。现代医家将虚劳定义为"以五脏虚证为主要临床表现的多种慢性虚弱证候的总称"。以气血阴阳为纲，五脏虚损为目，对不同类型虚损的证治分别论述，并以益气、养血、滋阴、温阳作为基本治法。《理虚元鉴·治虚二统》指出："凡阳虚为本者，其治之有统，统于脾。"并提到"脾为百骸之母"，认为阳虚诸证治疗关键在于脾，又言"专补命火者，不如补脾以建其中"，进一步强调脾为后天之本的生理地位，倡导"中和为治"，时时注重顾护中气。

经过不同时期医学体系的演变，虚劳的概念逐渐等同于虚证，虚劳的外延也变成了以五脏与气血阴阳虚损为主要病机的疾病，其病性仍以虚为主。如《杂病源流犀烛》记载："虚损痨瘵，真元病也。虚者，气血之虚；损者，脏腑之损，虚久致损，五脏皆有。"无论是以何脏何腑，还是气血阴阳作为出发点认识虚劳，此时的虚劳已经与病机中的"虚证"联系密切。治疗上以补益气血，健脾益肾，"养后天，补先天"为关键。选取气海、关元、足三里进行温针灸，配合针刺督脉、任脉、背俞穴等腧穴，达到补虚的目的。

二十三、郁证

郁证又称"郁病"，是以情绪低落或烦躁不宁，胸胁满闷胀痛，易怒易哭，或咽中如有异物梗阻为主要临床表现的疾病。主要因肝旺，或素体虚弱，复加情志所伤，气机郁滞，肝失疏泄，脾失健运，心失所养，脏腑气血阴阳失调所致。本病相当于西医学中的神经衰弱、抑郁症、癔症、焦虑症等。

中医郁证可分虚实：实证可伴精神抑郁，情绪不宁，胸部满闷，胸胁胀痛，痛无定处，咽中如有物梗塞，吞之不下，咯之不出，脘闷嗳气，不思饮食，大便不调，苔薄腻，脉弦滑。热证见性情急躁易怒，口苦而干，或头痛、目赤、耳鸣，或嘈杂吞酸，大便秘结，舌质红苔黄，脉弦数。虚证见精神恍惚，心神不宁，心悸健忘，或伴多疑易惊，悲忧善哭，喜怒无常，时时欠伸；或手舞足蹈，骂詈喊叫；或伴头晕神疲，心悸胆怯，失眠健忘，纳差，面色不华；或失眠多梦，五心烦热，自汗盗汗，口咽干燥，舌淡苔薄白或少津，脉弦或细数。

【治疗】

调神疏肝，理气解郁。以督脉、手足厥阴、手少阴经穴为主。

【选穴】

主穴：百会、印堂、神门、太冲、内关、膻中、足三里、丰隆、下巨虚。

配穴：胸胁胀闷，配期门；性情急躁，配行间、侠溪；心神不宁，配通里、心俞；失眠纳差，配心俞、脾俞；五心烦热，配心俞、肾俞、太溪；咽中如物梗阻，配丰隆；咽部有异物梗塞感明显，配天突、照海。

【操作】

百会，平刺 0.5 ～ 0.8 寸，平补平泻。印堂，提捏穴位的局部皮肤，与皮肤成 15° 向下平刺 0.5 ～ 0.8 寸，施术同前。神门，直刺 0.3 ～ 0.5 寸，施术同前。太冲，直刺 0.5 ～ 0.8 寸，施捻转泻法。内关，直刺 0.5 ～ 1 寸，平补平泻。膻中，平刺 0.3 ～ 0.5 寸，施术同前。足三里，直刺 2 寸，施捻转提插补法，以酸胀感向四周扩散为度。丰隆，进针 1 ～ 1.5 寸，施捻转提插泻法。下巨虚，直刺 0.5 ～ 1.5 寸，平补平泻。对双侧足三里、丰隆、下巨虚穴实施温针灸，针刺得气后，将艾炷（直径 2cm）置于针柄上点燃，以穴位局部皮肤潮红为度，留针 30 ～ 40 分钟。

【疗程】

每周针刺 3 次，10 次为 1 个疗程。

【组穴依据】

脑为元神之府，督脉入络脑，故百会配印堂可调神解郁。肝之原穴太冲，可疏肝理气解郁。心主神明，故取心之原穴神门以宁心调神。内关为心包经的络穴，与气之会穴膻中合用，可疏理气机、宽胸解郁。足三里、丰隆、下巨虚系足阳明胃经腧穴，阳明经"多血多气"，阳明经气通达，则气通血足，筋舒络通。温针此三穴可活血通络、健脾化痰。

【验案举例】

李某，男，18 岁。

主诉：心情烦闷不舒，伴胡思乱想 6 个月余。2023 年

10 月 18 日初诊。

病史：患者因学业压力过大，致心情烦闷不舒，胡思乱想，自诉脑中可听到特殊的声音，遂于外院精神心理科治疗，诊断为焦虑状态、抑郁状态，予缓解焦虑、抗抑郁药物治疗，未见明显好转，今日来针灸科门诊就诊。现症见：时有烦躁，心跳过快，头痛，时有耳鸣、幻听，失眠，入睡困难，寐中易醒，纳欠佳，大便不畅，小便正常。西医诊断为"抑郁障碍"，中医诊断为"郁证"。

查体：血压 119/76mmHg，心率 78 次 / 分。舌淡苔白腻，脉细滑。

主穴：百会、印堂、神门、太冲、内关、膻中、足三里、丰隆、下巨虚、行间、侠溪。

操作：百会、印堂、神门、太冲、内关、膻中、足三里、丰隆、下巨虚，操作手法同前。行间，略向上斜刺0.5 ～ 1 寸，使酸胀感向足背放射。侠溪，斜刺 0.3 ～ 0.5寸。对双侧足三里、丰隆、下巨虚穴实施温针灸，针刺得气后，将艾炷（直径 2cm）置于针柄上点燃，以穴位局部皮肤潮红为度，留针 30 ～ 40 分钟。

治疗经过：采用上法治疗 5 次后，耳鸣、幻听症状明显减轻，失眠症状明显改善。治疗 2 个疗程后，烦躁、焦虑症状大幅减轻，疗效明显。

【按语】

郁病是一类疾病的统称，从疾病命名方式来看，"郁"可以是病机，也可以是病因，此病关键在于气机之郁。《医学正传》首次提出了"郁证"的病名，分论五郁、六郁，提出七情是六郁的病因之一。《古今医统大全·郁证》首次提出了脏腑与郁证相关，明确表示六郁与脏腑有各自的关联，如胸闷是心郁的表现、嗳气胁痛是肝郁的表现、乏力倦怠为脾郁的表现等，书中还说明了"郁为七情之病，故病郁者十有八九"。而《景岳全书》言："经言五郁者，言五行之化也……其在于人，则凡气血一有不调而得病者，皆得谓之郁证。"张景岳所言之郁证，是以《内经》五行和气象"五郁"为基础，取类比象而形成的。以"五脏"应"五运"，五脏气血不调之病便是郁证。张景岳所论之"郁"，囊括了病因病机，反映了疾病的全过程。其对情志之郁也有论述，《景岳全书》曰："凡五气之郁，则诸病皆有，此因病而郁也。至若情志之郁，则总由乎心，此因郁而病也。"其指出因郁致病和因病致郁的区别，并将情志之郁分为"怒、思、忧"三类。《证治汇补》认为郁病可由先天禀赋、外邪、情志等多种原因引起，故而有五脏郁、七情郁、六邪郁在内的多种分类。

　　郁证虽病因复杂，病机众说纷纭，但总体可归结为情志异常、气机不畅而致病。所以，理气是关键。治疗上以脾胃学说为理论基础，选取足三里、丰隆、下巨虚进行温针灸，配合针刺督脉、手足厥阴、手少阴经腧穴，达到扶正祛邪、调畅情志的目的。

二十四、少腹痛（疝气）

少腹痛，证名，少腹是指肚脐以下、耻骨联合以上腹部两侧的部位，是肝经经脉所经过的位置，可见于疝气等多种病证。疝气，泛指睾丸、阴囊、少腹肿大疼痛而言。寒疝见少腹睾丸牵掣绞痛，甚则上攻胸胁，痛甚欲厥，多伴形寒，手足欠温，面色苍白，舌淡苔白，脉弦紧或沉伏；热疝见睾丸胀痛，阴囊红肿灼热，患部拒按，伴有恶寒发热，头痛肢酸，小便短赤，口中黏腻，舌苔腐厚黄腻，脉濡数；少腹部与阴囊牵连坠胀疼痛，甚则控引睾丸，立则下坠，卧则入腹，重症非以手推托不能使坠物回收入腹者为狐疝，常因反复发作，久延失治，多兼见食少、短气、疲乏等症。

【治疗】

补中益气，辅以化湿、散寒、清热，消肿散结。取任脉、足三阴经穴为主。

【选穴】

主穴：期门、大敦、气海、照海、阴陵泉、归来、关元、三角灸。

配穴：厥逆，配灸神阙、足三里；少腹痛胀，配大巨；恶寒身热，配合谷、外关；食少、疲乏，配足三里、中脘。

【操作】

期门，斜刺 0.5 ～ 0.8 寸，施捻转泻法，使局部酸胀，可向腹后壁放散。大敦，浅刺 0.1 ～ 0.2 寸，平补平泻。气海，直刺 1 ～ 1.5 寸，施捻转提插泻法。以上穴位均可用灸法。大敦，浅刺 0.1 ～ 0.2 寸，施捻转泻法，或点刺出血。照海，直刺 0.5 ～ 0.8 寸，手法同前。阴陵泉，直刺 1 ～ 2 寸，施捻转提插泻法。归来，直刺 1 ～ 1.5 寸，施捻转提插补法，并灸。关元，直刺 1 ～ 1.5 寸，针刺前排尿，手法同前，并灸。三角灸，经外奇穴，以患者两口角之间的长度为一边，作等边三角形，将顶角置于脐中心，底边成水平线，两底角处是穴，艾炷灸 5 ～ 7 壮，左取右，右取左，或双侧皆灸。

【疗程】

每周针刺 3 次，10 次为 1 个疗程。

【组穴依据】

疝气多属任脉、足厥阴经病变。任脉为病，外结七疝。足厥阴经脉过阴器抵小腹，其病则癀疝、少腹肿。气海疏通任脉气血，温化寒湿。期门是肝经募穴，大敦是肝经井穴，二穴上下呼应，用来治疗疝气，可收疏肝行气、散结止痛之效。大敦是治疗疝气的要穴，配阴陵泉可清泄肝脾二经湿热。疝气与肾经的关系至为密切，所以针泻照海，可以疏通足少阴经的气血，散结止痛。"小肠气痛归来治"，归来为足阳明经要穴，阳明多气多血，合于宗筋，配关元能补气升陷止痛。三角灸是治疗疝气的成方，频频灸之，有防止复发的作用。

【验案举例】

林某，男，11 岁。

主诉：左侧阴囊肿大 2 天。2022 年 12 月 13 日初诊。

病史：患儿襁褓时即患疝气，每遇激烈啼哭时发作，左侧阴囊大。入学后劳累即发，不能远行及参加体育运动。2 天前患儿劳累后再次发作，左侧阴囊肿大如茄，皮色不红，行走不便，时有疼痛。诊断为"腹股沟斜疝，狐疝"。

查体：体温 36.6℃，心率 83 次 / 分，呼吸 18 次 / 分，血压 110/70mmHg。神清，精神尚可，全身皮肤黏膜无黄染及出血点，全身浅表淋巴结未触及肿大。两肺呼吸音清，未闻及干、湿啰音。腹软，左下腹及阴囊内可触及一肿块，肿块呈带蒂柄的梨形，平卧时肿块可自行消失，站立时复现，质软，边界清，肝脾肋下未触及，肝区叩击痛（－），肾区叩击痛（－），双下肢无水肿。舌尖红，苔薄腻，脉弦。

主穴：气海、照海、阴陵泉、归来、关元、三角灸。

操作：主穴操作手法同前。对归来、关元实施温针灸，针刺得气后，将艾炷（直径 2cm）置于针柄上点燃，以穴位局部皮肤潮红为度，留针 30 ～ 40 分钟。行三角灸，左右两穴同灸，各 3 壮。

治疗经过：采用上法治疗 2 次后，患儿痛止疝消。继续予原法每周 3 次治疗，经 2 个疗程后痊愈，至今未复发。

【按语】

少腹痛，脐下偏左或偏右处疼痛，多与肝经病变有关。在古医籍中，本证多与小腹痛混为一谈而散见于"腹痛"

篇目之下，或见于疝气等疾病之中。寒疝由内脏虚寒，复感寒邪而发病。《素问·长刺节论》记载："病在少腹，腹痛不得大小便，病名曰疝，得之寒。"也指阴囊硬结、肿痛，由寒邪袭于厥阴经所致，如《儒门事亲》："寒疝，其状囊冷，结硬如石，阴茎不举，或控睾丸而痛。得于坐卧湿地，或寒月涉水，或冒雨雪，或卧坐砖石，或风冷处使内过劳。"寒湿之邪蕴结化热，或肝脾二经湿热下注，以致睾丸肿大积水，阴囊红肿热痛，则成热疝。《景岳全书》有云："热疝大能作痛。凡火邪聚于阴分而为痛者，必有热证热脉，或大便秘结，或小水热闭不通，或为胀为满，而烦热喜冷者是也。"狐疝首见于《内经》，《灵枢·五色》曰："男子色在于面王，为小腹痛，下为卵痛，其圜直为茎痛，高为本，下为首，狐疝㿗阴之属也。"有关狐疝的症状，《儒门事亲》有形象的描述："狐疝其状如瓦，卧则入小腹，行立则出小腹入囊中。"张景岳亦谓："狐之昼伏夜出，阴兽也。疝在厥阴，其出入上下不常，与狐相类，故曰狐疝，此非外入之风，乃以肝邪为言也。"本病初期症状较轻，易于治疗，故须早诊断、早治疗，防止嵌顿或绞窄。

二十五、男科病（遗精）

遗精是以不因性生活而精液频繁遗泄为临床特征的病证，多因脾肾亏虚，精关不固，或火旺湿热，扰动精室所致。本病发病因素较为复杂，主要有房事不节，先天不足，用心过度，思欲不遂，饮食不节，湿热侵袭等。遗精有梦遗、滑精之分。因梦而泄者称为梦遗，无梦而泄，甚至清醒时精液自出者称为滑精。本病以遗精频繁、排精量较多为主症，并伴有头痛、失眠、疲乏、腰酸等兼证。梦遗为梦境纷纭，阳事易举，遗精有一夜数次，或数夜一次，或兼早泄，伴有头晕，心烦少寐，腰酸耳鸣，小便黄，舌质偏红，脉细数。滑精为无梦而遗，甚则见色流精，滑泄频仍，伴有腰部酸冷，面色㿠白，神倦乏力，或兼阳痿，自汗，短气，舌淡苔白，脉细或细数。

【治疗】

固涩精关，辅以清心降火，滋阴涩精，补益肾气。取足太阳经穴、足厥阴经穴和任脉穴为主。

【选穴】

主穴：心俞、肾俞、关元、中封、气海、三阴交、志室。

配穴：失眠，配神门、厉兑；头昏，配百会；自汗，配阴郄、足三里；少气，配灸肺俞。

【操作】

心俞，斜刺 0.5～0.8 寸，施捻转泻法。肾俞，直刺 0.5～1 寸，施捻转提插补法。关元，直刺 1～1.5 寸，针前排尿，手法同前。中封，直刺 0.5～0.8 寸，施捻转泻法。气海，直刺 1～1.5 寸，施捻转提插补法。三阴交，直刺 1～1.5 寸，手法同前。志室，斜刺 0.5～0.8 寸，施捻转补法。肾俞，直刺 0.5～1 寸，施捻转提插补法。以上四穴均可用温针灸，针刺得气后，将艾炷（直径 2cm）置于针柄上点燃，以穴位局部皮肤潮红为度，留针 30 ～ 40 分钟。

【疗程】

每周针刺 3 次，10 次为 1 个疗程。

【组穴依据】

心为君火，肾为相火。心有所感，则君火动于上；夜有所梦，则相火应于下，遂致精室动摇，精液自泄。心俞清心宁志，肾俞补肾滋阴；关元为足三阴与任脉之会，用以补摄下焦元气，配足厥阴经穴中封，降肝火而止遗。三阴交是贯通肝脾肾三经的要穴，可以补益三阴虚损，清泻虚火。配用气海、志室、肾俞三穴，尤能益气固精，治下元的虚衰，有相得益彰的妙用。但滑精多为无梦而遗，动念即泄，或经年不愈者，均以灸治为主。

【验案举例】

吴某，男，43 岁。

主诉：患者遗精 8 年。2023 年 3 月 10 日就诊。

病史：患者患遗精已 8 年，初起一年尚伴有梦遗，嗣后则见色滑精，甚则动念即遗。患者平素少气懒言，形体不丰，精神不振，畏寒喜暖，腰膝酸软，舌淡苔白，脉细数，诊断为"遗精"。

查体：体温 36.5℃，心率 92 次 / 分，呼吸 18 次 / 分，血压 120/70mmHg。神清，精神尚可，全身皮肤黏膜无黄染及出血点，浅表淋巴结未触及肿大。两肺呼吸音清，未闻及干、湿啰音。腹软，无压痛、反跳痛，肝脾肋下未触及，肝区叩击痛（-），肾区叩击痛（-），双下肢无水肿。舌淡苔白，脉细数。

主穴：肾俞、太溪、三阴交、志室、气海、关元。

操作：肾俞、三阴交、志室、气海，操作手法同前。太溪，直刺0.5～1寸。关元，直刺1～1.5寸。对双侧肾俞、气海、关元实施温针灸，针刺得气后，将艾炷（直径2cm）置于针柄上点燃，以穴位局部皮肤潮红为度，留针30～40分钟。

治疗经过：采用上法治疗5次后，患者遗精次数渐减。续疗2个疗程后，每周仅遗1次，治疗4个疗程后痊愈。

【按语】

关于本病的记载，始见于《内经》。《灵枢·本神》记载："怵惕思虑者则伤神，神伤则恐惧，流淫而不止……恐惧而不解则伤精，精伤则骨酸痿厥，精时自下。"叙述了遗精的病因。遗精之证，在《金匮要略·血痹虚劳病脉证并治》中称为"失精"和"梦失精"。《诸病源候论》指出本病的病机有肾气虚弱和见闻感触等："肾气虚弱，故精溢也。见闻感触，则动肾气，肾藏精，今虚弱不能制于精，故因见闻而精溢出也。"宋代许叔微的《普济本事方》正式提出了遗精和梦遗的名称。元代朱丹溪的《丹溪心法·遗精》认为遗精的病因在肾虚之外，还有湿热："精滑专主湿热，黄柏、知母降火，牡蛎粉、蛤粉燥湿。"至明代，医家对遗精的认识渐趋完善。如《医宗必读·遗精》指出五脏之病皆可引起遗精："古今方论，皆以遗精为肾气虚弱之病，若与他脏不相干涉。不知《内经》言五脏六腑各有精，肾则受而藏之。以不梦而自遗者，心肾之伤居多；梦而后遗者，相火之强为害。若乎五脏各得其职，则精藏而治。苟一脏不得其正，则必害心肾之主精者焉。治之之法，独因肾病而遗者，治其肾；由他脏而致者，则他脏与肾两治之。"

《景岳全书·遗精》比较全面归纳出遗精之证有九种。"遗精之证有九。凡有所注恋而梦者，此精为神动也，其因在心。有欲事不遂而梦者，此精失其位也，其因在肾。有值劳倦即遗者，此筋力有不胜，肝脾之气弱也。有因用心思索过度辄遗者，此中气有不足，心脾之虚陷也。有因湿热下流，或相火妄动而遗者，此脾肾之火不清也。有无故滑而不禁者，此下元之虚，肺肾之不固也。有素禀不足而精易滑者，此先天元气之单薄也。有久服冷利等剂，以致元阳失守而滑泄者，此误药之所致也。有壮年气盛，久节房欲而遗者，此满而溢者也。凡此之类，是皆遗精之病。"并分别提出了治法："治遗精之法，凡心火甚者，当清心降火。相火盛者，当壮水滋阴。气陷者，当升举。滑泄者，当固涩。湿热相乘者，当分利。虚寒冷利者，当温补。下元元阳不足，精气两虚者，当专培根本。"

本病的发病多由于房事不节，先天不足，用心过度，思欲不遂，饮食不节，湿热侵袭等所致。《素问·六节藏象论》曰："肾者主蛰，封藏之本，精之处也。"《景岳全书·遗精》指出："精之藏制虽在肾，而精之主宰则在心，故精之蓄泄无非听命于心。"故遗精的病位主要在肾和心，并与脾、肝密切相关。病机主要是君相火旺，扰动精室；湿热痰火下注，扰动精室；劳伤心脾，气不摄精；肾精亏虚，精关不固。

二十六、月经病

月经病一般是指月经不调，表现为月经周期或出血量的异常，或是月经前、经期时的腹痛及全身症状。本病主要包括月经先期（经早）、月经后期（经迟）、月经先后无定期（经乱）、行经腹痛（痛经）。

月经先期，实证多伴月经量多，色红或紫，质黏有块，伴面红口干，心胸烦热，小便短赤，大便干燥，舌红苔黄，脉数；虚证多伴月经量少或量多，色淡质稀，神疲肢倦，心悸气短，纳少便溏，舌淡脉细。

月经后期，实证多伴月经量少，色淡或暗有血块，小腹冷痛或胀痛，舌暗或胖苔薄白，脉沉紧或弦滑；虚证多伴月经量少，色淡而质稀，腰酸乏力，小腹隐痛，舌淡苔白，脉沉迟。

月经先后无定期，实证多伴经量或多或少，色暗有块，胸胁乳房小腹胀，喜太息，苔薄，脉弦；虚证多伴经量少，色淡质稀，腰骶酸痛，舌淡苔白，脉沉细弱。

痛经多由受寒饮冷、情志郁结或禀赋不足等，导致气血运行不畅所致。实证症状表现为经行不畅，少腹胀痛较剧，腹痛拒按，经色紫红而夹有血块，下血块后疼痛缓解，脉沉涩；虚证腹痛多在经后，痛势绵绵不休，少腹柔软喜按，经量少，伴有腰酸肢倦，纳食减少，头晕心悸，舌淡，脉弦细。

【治疗】

理气和血，调畅冲任。辅以散寒祛瘀、疏肝理气、通经止痛。以任督二脉、足三阴经为主。

【选穴】

月经先期：

主穴：百会、关元、血海、三阴交、足三里、丰隆、下巨虚。

配穴：实热证，配曲池或行间；虚热证，配太溪；气虚证，配足三里、气海；月经过多，配隐白。

月经后期：

主穴：百会、气海、三阴交、归来、足三里、丰隆、下巨虚。

配穴：实寒证，配神阙、子宫；虚寒证，配命门、关元。

月经先后无定期：

主穴：百会、关元、三阴交、肝俞、足三里、丰隆、下巨虚。

配穴：肝郁，配期门、太冲；肾虚，配肾俞、太溪；脾虚，配脾俞；胸胁胀痛，配膻中、内关。

行经腹痛：

主穴：百会、合谷、关元、气海、水道、三阴交。

配穴：气滞胁痛，配太冲、期门；腹胀，配天枢；经血夹血块，配行间；神疲乏力、月经量少，配足三里；带下量多，配丰隆、地机；腰酸畏寒、头晕耳鸣，配太溪、肾俞。

【操作】

月经先期：百会，平刺 0.5～0.8 寸，平补平泻。关元，直刺 1.5～2 寸，施捻转提插补法。血海，直刺 1～1.5 寸，实证用泻法，虚证用补法。三阴交，沿胫骨内侧缘与皮肤成 45°角斜刺，进针 1～1.5 寸，针感可放射至内踝及足部，实证用泻法，虚证用补法；足三里，直刺 2 寸，施捻转提插补法，以酸胀感向四周扩散为度。丰隆，进针 1～1.5寸，施捻转提插泻法。下巨虚，直刺 0.5～1.5 寸，平补平泻。对足三里、丰隆、下巨虚实施温针灸，针刺得气后，将艾炷（直径 2cm）置于针柄上点燃，以穴位局部皮肤潮红为度，留针 30～40 分钟。

月经后期：百会施术同前。气海，直刺 1.5～2 寸，施捻转提插补法。归来，直刺 1～1.5 寸，施捻转提插补法。三阴交，施术同前。足三里、丰隆、下巨虚，施术同前，得气后施以温针灸。

月经先后无定期：百会、关元、三阴交，施术同前。肝俞，斜刺 0.3～0.5 寸，施捻转提插泻法。足三里、丰隆、下巨虚，施术同前，得气后施以温针灸。

行经腹痛：百会，平刺进针 0.2～0.5 寸，小幅度高频捻转补法；合谷，直刺 0.5～1 寸，施捻转泻法；三阴交，

120

施术同前；关元、气海、水道，直刺 1.5 ～ 2 寸，平补平
泻；对少腹部四穴施以温针灸，针刺得气后，将艾炷（直
径 2cm）置于针柄上点燃，以穴位局部皮肤潮红为度，留针
30 ～ 40 分钟。

【疗程】

每周针刺 2 次，20 次为 1 个疗程。

【组穴依据】

任督二脉同起于胞宫，任脉行小腹上，为阴脉之海，
其通畅充盛与否直接关系到女子的经血是否能排溢顺畅。
关元、气海为任脉经穴，可暖下焦，温养冲任；关元穴还
是足三阴经的交会穴，是下焦促进元气生发、补肾之先天
之气的代表穴位之一，此穴之处阴阳元气交会、精气聚集，
针灸此穴还能够促进血液运行，血行通畅，通则不痛。百
会穴处于诸阳之会，属督脉，督脉统摄一身阳气，为阳脉
之海，针刺百会可通督助阳，扶正补虚，通达全身经脉之
气。水道、归来属胃经腧穴，同位于小腹部，胃为水谷之
海，冲任二脉气血充盛与正常运行有赖于正常的脾胃功能，
故当冲任失调、气血不畅、经行腹痛时应取之。足三里、
丰隆、下巨虚系足阳明胃经腧穴，阳明经"多血多气"，阳
明经气通达，则气通血足，筋舒络通。反之，若气血运行
不畅，加之素体脾胃虚弱，痰浊内生，温针此三穴可活血
通络、健脾化痰。血海属足太阴脾经穴，为妇科调经要穴。
三阴交为肝、脾、肾三经之交会，可调理气血。

【验案举例】

吴某，女，33 岁。

主诉：经期腹痛 8 个月。2022 年 9 月 15 日初诊。

病史：患者 13 岁初潮，经色、量、周期均正常。8 个月前因工作与同事争吵，情志不舒，后经行则腹痛，月经量少，色黯，服中药治疗略见好转，但经期仍有腹痛，妇科 B 超未见明显异常。诊断为原发性痛经。

查体：形体如常，两乳胀而触痛，面色少华，腹软无压痛，舌红苔薄，脉弦。

主穴：百会、合谷、关元、气海、水道、三阴交、太冲、期门。

操作：百会、合谷、关元、气海、水道、三阴交，操作手法同前。太冲，直刺 0.5～0.8 寸，施捻转泻法；期门，斜刺 0.5～0.8 寸，局部酸胀，可向腹后壁放散，施捻转泻法。

治疗经过：采用上法治疗 3 次后乳房不胀，情志转舒，8 次后疼痛消失，经量增多；随访 3 个月未复发。

【按语】

早在《内经》中对月经病已有初步的症状描述，如"女子不月""月事不来""月事不以时下""月事衰少不来"等，但未提出明确的病名。《金匮要略》设有妇人病专篇，开创了妇科辨证论治的先河。晋代王叔和的《脉经》中首提"月经"之名，出现了"月使不调"，并指出了三月一至的"居经"、一年一至的"避年"这类特殊的月经。月经不调病名首见于孙思邈所著《备急千金要方》，指出月经不调包括月经周期的异常和经量的异常，书中第四卷专列"月经不调篇"。张景岳指出，月经不调的病因包括七情内伤、劳倦、冲任不守、外感、医药误谬等，其中又以情志内伤为首，劳倦为次，且月经病"虚者极多，实者极少"，因此"调经之要，贵在补脾胃以资血之源，养肾气以安血之室"。

月经病的病因多种多样，归结其病机为脏腑失常，气血失调，冲任胞宫受损，特别是与肝脾肾失调密切相关。《程杏轩医案》有言："木虽生于水，然江河湖海无土之处，则无木生。是故树木之枝叶萎悴，必由土气之衰。一培其土，则根本坚固，津液上升，布达周流，木欣欣向荣矣。"肝木需肾水滋养，脾需得肝之疏泄，则升降协调，脾肾又互为先后天之本，故调节足三阴经的正常功能，则可月事如常。脾胃为后天之本，气血生化之源，主要通过调和脾胃，生化气血，调补后天以滋养先天。足阳明胃经多气多血，通过足三里、丰隆、下巨虚进行温针灸以调理气血，配合辨证选穴，以达到理经调血之效。

二十七、带下病

带下的量、色、质、味发生异常，或伴全身、局部症状者，称为"带下病"。本病可见于西医学的阴道炎、子宫颈炎、盆腔炎、卵巢早衰、闭经、不孕、妇科肿瘤等疾病引起的带下增多或减少。带下病的主要病因以湿邪为主，主要病机是任、带两脉损伤、失约或失养。治疗上重在调理任、带二脉。

实证表现为带下状如米泔，或黄如脓，或夹有血液，量多而秽臭，阴中瘙痒，口苦咽干，小腹作痛，小便短赤，舌红苔黄，脉滑数；虚证可见带下色白或淡黄，量多，淋漓不断，面色萎黄，四肢倦怠，腰部酸痛，小腹发凉，纳少便溏，小便频数而清长，夜间尤甚，舌淡苔白腻，脉沉迟或弱。

【治疗】

调理脾肾、固摄任带；辅以利湿、清热、祛风、养血。以任、带二脉，足太阴、足少阴经腧穴为主。

【选穴】

主穴：百会、气海、关元、带脉、阴陵泉、三阴交。

配穴：腹胀纳差，配足三里、天枢；腰酸、小便频，配肾俞、次髎、照海；湿热下注，配中极；带下连续不绝，配大赫；带下连绵不断，配冲门、气冲；阴痒，配蠡沟、太冲；带下色红，配间使。

【操作】

百会，平刺进针 0.2～0.5 寸，用小幅度高频捻转补法。关元、气海直刺 1.5～2 寸，使针感放射至会阴部，平补平泻。带脉，直刺 1～1.5 寸，使局部有胀重感，或向环腰放射，平补平泻。阴陵泉，直刺 1～2 寸，使局部有酸胀感并沿小腿内侧向下放射，虚证补之，实证泻之。三阴交，沿胫骨内侧缘与皮肤成 45° 角斜刺，进针 1～1.5 寸，用提插补法，针感向脚部或者内踝放射。虚证者可予气海、关元施以温针灸，针刺得气后，将艾炷（直径2cm）置于针柄上点燃，以穴位局部皮肤潮红为度，留针30～40分钟。

【疗程】

每周针刺3次，10次为1个疗程。

【组穴依据】

百会又名三阳五会，属督脉经腧穴，处于人之头顶，在人体的最高处，又是手、足三阳经与督脉的交会穴，故而针刺用补法时，可扶正补虚，配以气海、关元，具有良好的升阳举陷、益气固脱的作用。带脉穴为足少阳、带脉之会，可固摄本经经气，健脾利湿，调经止带。气海通调任脉、理气化湿，关元补益肾气、温暖下焦、固摄带脉。阴陵泉为足太阴脾经之合穴，五行属水，有健脾利湿、理气清热、调补肝肾之功，是除湿的重要穴位之一。三阴交为脾经之穴，且又连通肝、肾二经，最能健运脾阳，以加强化湿止带之功。

【验案举例】

张某，女，44岁。

主诉：白带增多半年余。2022年11月15日初诊。

病史：近半年来白带增多，清稀色白，自觉腰酸腿重，食欲不振，头晕，腹胀，四肢无力。月经15岁初潮，周期为每隔30天1次，每次4～5天，色淡红，量不多。妇科检查，除宫颈有轻度糜烂外，无其他异常。诊断为阴道炎、宫颈糜烂。内服中、西药，外用药物洗浴，白带仍不减少。

患者要求针灸治疗。

查体：舌质红，苔白滑，脉沉迟。

主穴：百会、气海、关元、带脉、足三里、阴陵泉、三阴交。

操作：百会、气海、关元、带脉、阴陵泉、三阴交，操作手法同前，得气后均施以提插捻转补法；足三里，直刺2寸，令酸胀感向四周扩散为度，施捻转提插补法。本例患者证属脾肾阳虚型带下病，故气海、关元、足三里针刺得气后，可施以温针灸，以温肾健脾、调补冲任。

治疗经过：针灸三次后白带即减少、头晕乏力好转，治疗10次后，已痊愈。

【按语】

"带下"之名，首见于《内经》，而"带下病"之名，首见于《诸病源候论》。带下有广义、狭义之分，广义带下泛指妇产科疾病而言，由于这些疾病都发生在带脉之下，故称为"带下"。如《金匮要略心典》说："带下者，带脉之下，古人列经脉为病，凡三十六种，皆谓之带下病，非今人所谓赤白带下也。"

狭义带下包括生理性带下和病理性带下。生理性带下是指正常女子自青春期开始，一种润泽于阴道内的无色透明、黏而不稠、无特殊气味的液体。该液体在经期前后、月经中期及妊娠期量相对增多，这是机体肾气充盛、脾气健运、任脉通调、带脉健固的正常表现。由于多数女性的带下略呈白色，故俗称"白带"。如《沈氏女科辑要》引王孟英说："带下，女子生而即有，津津常润，本非病也。"若带下的量、色、质、气味异常，即为病理性带下，简称为带下病。正如《女科证治》言："若外感六淫，内伤七情，酝酿成病，致带脉纵弛，不能约束诸脉经，于是阴中有物，淋漓下降，绵绵不断，即所谓带下也。"

二十八、不孕症

凡育龄妇女，婚后夫妇同居一年以上，配偶生殖功能正常，未避孕而未能怀孕者；或曾有孕育，而又两年以上未怀孕者，称为不孕症。前者为原发性不孕，后者为继发性不孕。引起女性不孕的原因，有卵巢（下丘脑－垂体－卵巢轴功能紊乱）、输卵管、子宫体、宫颈、阴道和精神等方面的因素，还有因性器官外因素及部分妇女血清中含有抗精子抗体而不孕的因素。临床中，由于卵巢功能低下或卵巢内分泌障碍，以及下丘脑、垂体、卵巢之间内分泌平衡失调引起月经异常、无排卵月经或黄体功能不全所致的不孕占很大的比例。

中医学认为，本病的产生除先天性生理缺陷外，就脏腑气血而论，与肾精关系极为密切。针灸在治疗非器质性原因引起的不孕症方面有良好疗效，治疗时重在辨虚实。虚证者婚后不孕，月经量少、延期，精神疲倦，腰脊酸软，小腹冷坠，白带清稀，小便清长，舌淡，脉沉细；实证者婚后多年不孕，月经不调甚至闭经，肝郁者有胸胁或乳房胀痛，时欲叹息，苔薄白，脉弦；痰湿较多者形体肥胖，带下量多，疲倦乏力，舌淡苔白腻，脉滑；夹血瘀者经色暗黑有块，小腹隐痛、坠胀，或宿有癥瘕，舌黯或舌边有瘀点，脉弦涩或沉涩。

【治疗】

调理冲任、益肾助孕，辅以疏肝、健脾、祛瘀。取任脉及足少阴经穴为主。

【选穴】

主穴：百会、关元、中极、大赫、太溪、三阴交。

配穴：肾虚胞寒，配复溜、命门；肝气郁结，配太冲、期门；痰湿阻滞，配中脘、丰隆；瘀阻胞宫，配子宫、归来；气血亏虚，配血海、足三里。

【操作】

百会，平刺进针 0.2 ～ 0.5 寸，小幅度高频捻转补法；关元直刺 1.5 ～ 2 寸，使针感放射至会阴部，捻转提插补法；中极直刺 1.5 ～ 2 寸，施提插补法，令胀感传至会阴；大赫直刺 0.5 ～ 1 寸，局部有酸胀感，向下放散至会阴部；太溪直刺 0.5 ～ 0.8 寸，局部有酸胀感，捻转提插补法，使触电感向足底放散；三阴交，沿胫骨内侧缘与皮肤成 45° 角斜刺，进针 1 ～ 1.5 寸，针感向脚部或者内踝放射；实证泻之，虚证补之。肾虚宫寒，或痰湿、瘀血阻滞胞宫的患者，可在关元、中极、大赫施以温针灸，针刺得气后，将艾炷（直径 2cm）置于针柄上点燃，以穴位局部皮肤潮红为度，留针 30 ～ 40 分钟。

【疗程】

每周针刺 3 次，15 次为 1 个疗程。不孕症的原因很复杂，应查清原因，进行针对性治疗；针灸治疗非器质性原因引起的不孕症效果良好，尤其在排卵期应采取有效手段促使其排卵，并不失时机地把握受孕时机。

【组穴依据】

百会穴是薄氏针灸疗法在临床中最常用的穴位之一，为北极中天，是身体中人神所在之地，薄氏七星针法以安神、顺气、秘精为治疗原则，百病皆取此穴位。且百会为各经脉气会聚之处，故而针刺用补法时，本穴具有良好的升阳举陷、益气固脱的作用。关元系三阴、任脉之会，小肠之募穴，具有培元固本、补益下焦之功，凡元气亏损者均可使用。温灸此穴可强肾壮阳，增加性兴奋度。中极属任脉，系足三阴、任脉之会，任脉气血在此达到了天部中的最高点，内应胞宫、精室，为元气之根本与最为重要之处，能治内急不通诸病，具有益肾兴阳、通经止带的功效，可助气化，调胞宫，利湿热。大赫属足少阴肾经，为冲脉、足少阴肾经之会；大赫穴有调补肝肾、助热生阳之功，即龙雷在下、水中发火之意，体内冲脉的高温高湿之气由本穴而出肾经。穴位与胞宫精室相应，蕴有赫赫之势。其所治之症，多属子宫、阴器、局部之虚证，有益肾填精的作用。太溪穴为肾经之原穴，乃原气输注之处。《灵枢·九针十二原》曰："五脏有疾，当取之十二原。"因此，本穴可治疗肾阴虚、肾阳虚、肾气虚等病证。三阴交所治，多关经血胎产及子宫精室各证。凡属肝脾肾三经证之关于血分者，统能治之，如药之当归，有健脾益气、调补肝肾之功。

【验案举例】

杨某，女，39岁。

主诉：不孕十余年。2023年3月12日初诊。

病史：婚后十年未孕，在外院检查提示双侧输卵管迂曲，不通畅，于外院行人工助孕手术，移植胚胎未成功着床，后继发巧克力囊肿。患者经中药调理将近半年，形体偏胖，头昏沉，倦怠乏力，夜寐不安，月经时有延后，量少，色暗红。婚孕史：孕0，产0，流产1，活产0。末次月经：2023年2月10日至2023年2月13日。诊断为"不孕症"，现欲寻求针灸治疗。

查体：舌质暗红，苔白，脉弦细。妇科彩超示子宫肌瘤，双侧卵巢非纯囊性包块，双侧卵泡少，盆腔少量积液。

主穴：百会、关元、中极、大赫、太溪、三阴交、太冲、足三里、血海。

操作：主穴操作同前；血海，直刺1～1.5寸，施捻转泻法；太冲，直刺0.5～0.8寸，施捻转泻法；足三里，直刺2寸，令酸胀感向四周扩散为度，施捻转提插补法。关元、中极、大赫、足三里，针刺得气后，可施以温针灸，温肾健脾、助旺气血。

治疗经过：患者自觉头昏沉减轻，乏力好转，身体轻松，仍月经量少，色转红，比较精神。在第三个月经周期的同一天复查妇科彩超，见双侧卵泡数量增加（之前左侧2

个卵泡，右侧 1 个卵泡，治疗后左侧 3 个卵泡，右侧 5～6 个卵泡）。

【按语】

传统中医学称原发性不孕为"全不产""无子"，称继发性不孕为"断绪"。肾主封藏，为生殖之本、天癸之源；肾又主冲任，冲任相资，方能有子。因肾虚、肝郁、血虚、痰阻、血瘀、胞寒等，致肾精受损、冲任失调、卵巢或精子通路受阻，则发为不孕，中医学对此记述颇多。如《素问·五常政大论》云："有胎孕不育，治之不全。"《诸病源候论·无子候》云："然妇人挟疾无子，皆由劳伤血气，冷热不调，而受风寒，客于子宫，致使胞内生病。"

针灸疗法对治疗女子非器质性原因引起的不孕症效果良好。从经络辨证来看，肾开窍于前阴，足厥阴肝经绕阴器，并与任、督二脉相连络；从病机上看，肝、脾、肾三脏的病变容易导致女子不孕症。为此，应从病因、病位和病机入手，辨证论治，立法选穴，根据虚实，选用补泻手法。本例系素体肥胖多湿，气机不畅，胞络受阻，不能摄精，故难成孕，取足三里、三阴交以理气血而化痰湿；关元、中极为调冲任而补下元；大赫理胞络，太冲疏调气机。

二十九、产后病（产后身痛）

产妇在产褥期内发生的与分娩或产褥有关的疾病，称为"产后病"。常见的产后病有产后血晕、产后血崩、产后腹痛、产后痉证、产后发热、产后身痛、恶露不绝、产后小便不通、缺乳等。上述诸病多数发生在"新产后"，目前根据临床实际，倾向将产后 7 天以内称为"新产后"。产后病的治疗应充分考虑产妇亡血伤津、瘀血内阻、多虚多瘀的特点。以产后身痛为例，在产褥期内，出现肢体、关节酸痛、麻木、重着者，称为"产后身痛"，亦称为"遍身痛""产后关节痛"。

本病的发生与产后营血亏虚或风寒湿邪稽留有关。虚证可见肢体关节酸痛，麻木，伴面色萎黄，头晕心悸，耳鸣，舌淡，脉细；实证则疼痛较重，痛有定处，麻木，发硬，重着，屈伸不利，或遇热则舒，伴恶寒畏风，恶露量少，舌暗，苔白，脉弦涩。

【治疗】

养血益气、补肾为主，兼活血、通络、祛风、止痛。以背部膀胱经、足少阴肾经及手足阳明经为主。

【选穴】

主穴：百会、合谷、肾俞、气海俞、委中。

配穴：上肢疼痛，配天宗、曲池、手三里；髋部疼痛，配秩边、环跳；膝关节痛，配犊鼻、足三里；头痛项强，配风池、大椎；头晕耳鸣，配太溪；胃胀、纳差，配足三里；面色萎黄，头晕心悸，配膈俞、脾俞。

【操作】

百会，平刺 0.5～0.8 寸，小幅度高频捻转补法；合谷，直刺 0.5～1 寸，施捻转补法；肾俞，直刺 1.5 寸，施捻转提插补法；气海俞，直刺 1.5 寸，施捻转提插补法；委中，直刺 1 ～ 1.5 寸，施捻转提插补法。针刺得气后，可在肾俞、气海俞施以温针灸，将艾炷（直径 2cm）置于针柄上点燃，以穴位局部皮肤潮红为度，留针 30 ～ 40 分钟。

【疗程】

每周针刺 2 次，10 次为 1 个疗程。

【组穴依据】

《会元针灸学》中说："百会者，五脏六腑奇经三阳，百脉之所会。"外通天气，百会是人体阳气最充盛的部位。合谷属于手阳明大肠经，为大肠经原穴，经气在此形成强盛的水湿风气，可担当起充补大肠经整条经脉气血的作用。妇人产后身痛多因营血亏虚，经脉失养或风寒湿邪乘虚而入，稽留关节、经络所致。百会配合谷可提升人体阳气，助旺气血运行。肾俞穴是肾气转输于后背体表的部位，具有益肾助阳、强腰利水的功效。艾灸肾俞是补肾最有效的方法，配委中，有行气通经络的作用，主治腰膝酸痛。气海俞，出自《太平圣惠方》，属足太阳膀胱经，腰腹内部的温热水气由此外输膀胱经，针灸该穴可调和气血、强壮腰脊。委中，又名郄中，是针灸四大要穴之一，为足太阳膀胱经之合穴，本穴为膀胱经气血汇合之处。古有"腰背委中求"之语，凡腰背部病症都可取委中治疗。此穴具有舒筋通络、散瘀活血、清热解毒等作用。

【验案举例】

洪某，女，37 岁。

主诉：产后 4 个月，腰背酸痛 2 个月。2022 年 9 月 4 日初诊。

病史：患者产后 4 个月，近 2 个月劳累后感腰背酸痛，双膝僵直，自觉后背凉，畏风，时有耳鸣，睡眠不佳，二便正常。舌淡红苔少，脉细。西医诊断：产后关节痛。中医诊断：产后身痛。

查体：双膝关节及腰部活动度正常，股四头肌肌肉萎缩，腰背部叩痛（＋），病理征（－），肌力正常。

主穴：百会、合谷、膈俞、脾俞、肾俞、气海俞、委中、太溪。

操作：主穴操作同前；膈俞、脾俞，斜刺 0.3～0.5 寸，捻转补法；太溪，直刺 0.5～0.8 寸，局部有酸胀感，捻转提插补法，使触电感向足底放散；针刺得气后，在肾俞、气海俞施以温针灸，补肾、强腰、壮筋骨，置灸盒于膈俞、脾俞以助旺气血。

治疗经过：首次针灸后患者即诉腰背酸痛减轻，治疗 5 次后患者耳鸣好转、睡眠改善，治疗 15 次后，患者已痊愈。

【按语】

产后身痛，俗称"产后风"，西医学中产褥期间因风湿、类风湿引起的关节痛、产后坐骨神经痛、多发性肌炎、产后血栓性静脉炎出现类似症状者，可与本病互参。本病若及时治疗，预后良好，但也有部分患者迁延失治，导致痿痹残疾。

本病病名首见于宋代郭稽中增补的《产育宝庆集》，书中记载"产后遍身疼痛"，并指出本病的病因为气弱血滞。明代薛己《校注妇人良方·产后遍身疼痛方论》在前人基础上补充了"血瘀滞"与"血虚"之不同，并指出："血瘀者宜补而散之，血虚者宜补而养之。"中医学认为，产后的关节痛与产后营血亏虚，瘀血留滞，或风寒湿邪稽留有关。血虚则四肢百骸、筋脉关节失养，血瘀则气血运行受阻，风寒湿邪内侵，稽留于肌肤、经络、关节之间，阻滞气血的运行，都可以出现产后关节疼痛。温针灸是在针刺的基础上加用艾炷治疗，既留针以调气和血、疏通经络，又以艾药温通活血、助阳散寒，共奏调补气血、散寒祛湿之功。

三十、绝经前后诸证

绝经前后诸证是指妇女在绝经期前后，以经行紊乱或绝经为主症，伴烘热出汗、头晕耳鸣、心悸失眠、烦躁易怒等病证。本病相当于西医学的围绝经期综合征，手术切除双侧卵巢或接受放射治疗的年轻妇女也可出现类似症状。

绝经前后诸证中医辨证可分虚实。实证多为肝郁气滞，虚证可分为肾阴虚、肾阳虚、肾阴阳俱虚、心肾不交、脾虚。实证多伴目眩易怒，胸闷胁胀，舌红少苔，脉沉弦。虚证可见头晕耳鸣，腰酸腿软，月经周期紊乱，量少或多，或伴烘热汗出，五心烦热，失眠多梦，心悸易惊，甚至情志失常，口燥咽干，经色鲜红，舌红苔少，脉细数；或腹冷阴坠，形寒肢冷，小便频数或失禁，带下量多，经色淡质稀，精神萎靡，面色晦暗，舌淡苔白滑，脉沉细而迟；或乍寒乍热，烘热汗出，头晕耳鸣，健忘，腰背冷痛，舌淡苔薄，脉沉弱；或伴神疲倦怠，脘腹胀满，纳差便溏，舌胖苔白滑腻，脉滑。

【治疗】

滋肾固本，调理冲任。辅以健脾、疏肝、理气。以任脉、足太阴经穴及相应背俞穴为主。

【选穴】

主穴：百会、关元、三阴交、肝俞、肾俞、太溪、足三里、丰隆、下巨虚。

配穴：烘热汗出，五心烦热，配阴谷、照海；腹冷阴坠，形寒肢冷，配命门、腰阳关；乍寒乍热，配命门、照海；心悸易惊，配心俞、神门；神疲倦怠，脘腹胀满，配丰隆、脾俞；目眩易怒，胸闷胁胀，配合谷、太冲。

【操作】

百会，平刺0.5～0.8寸，平补平泻。关元，直刺1～1.5寸，施捻转提插补法。三阴交，直刺1～1.5寸，施术同前。肝俞，斜刺0.5～0.8寸，施术同前。肾俞，直刺0.5～1寸，施术同前。太溪，直刺0.5～1寸，施术同前。足三里，直刺2寸，施捻转提插补法，令酸胀感向四周扩散为度。丰隆，进针1～1.5寸，施捻转提插泻法。下巨虚，直刺0.5～1.5寸，平补平泻。对足三里、丰隆、下巨虚实施温针灸，针刺得气后，将艾炷（直径2cm）置于针柄上点燃，以穴位局部皮肤潮红为度，留针 30 分钟。

【疗程】

每周针刺 3 次，10 次为 1 个疗程。

【组穴依据】

百会位于头部，可升举阳气，清利头目，健脑益神，"百病皆主"。关元为任脉穴，可补益精气，调理冲任。三阴交为足三阴经交会穴，是调经要穴，可补脾胃、益肝肾、调气血。肝俞、肾俞、太溪可调补肝肾。足三里、丰隆、下巨虚系足阳明胃经腧穴，阳明经"多血多气"，阳明经气通达，则气通血足，筋舒络通；反之，若气血运行不畅，加之素体脾胃虚弱，痰浊内生。温针此三穴，可活血通络、健脾化痰。

【验案举例】

董某，女，52 岁。

主诉：胸闷烦躁，伴多汗 2 个月余。2023 年 10 月 16 日初诊。

病史：患者 2 个月前无明显诱因出现烦躁伴多汗，未系统就诊。现症见胸闷烦躁，多汗，时有月经淋漓不尽，量少，便结，小便可，纳欠佳，寐差。

查体：血压 118/72mmHg，心率 76 次 / 分。舌红少苔，脉细涩。

主穴：百会、关元、三阴交、肝俞、肾俞、心俞、神门、太溪、足三里、丰隆、下巨虚。

操作：百会、关元、三阴交、肝俞、肾俞、太溪、足三里、丰隆、下巨虚，施术同前。心俞，斜刺 0.5～0.8 寸，施提插捻转补法。神门，直刺 0.3～0.5 寸，施术同前。对足三里、丰隆、下巨虚实施温针灸，针刺得气后，将艾炷（直径 2cm）置于针柄上点燃，以穴位局部皮肤潮红为度，留针 30～40 分钟。

治疗经过：采用上法治疗 6 次后，患者胸闷烦躁减轻，多汗症状明显减轻，睡眠质量稍有改善。治疗 3 个疗程后，症状明显减轻。

【按语】

"绝经前后诸证"的病名出自 1980 年全国高等医药院校试用教材《中医妇科学》，中国古代医籍中未记载其病名，但"百合病""脏躁""骨痿""汗证""心悸""年老血崩"等疾病的相关描述与绝经前后诸证的发病情况十分相似，这些疾病属于绝经前后诸证的范畴。尽管历代医籍未记载病名，但对该病相关症状的描述是较充分的。"百合病"和"脏躁"最早见于《金匮要略》，其"喜悲伤欲哭""意欲食复不能食，常默默，欲卧不能卧，欲行不能行"的描述与绝经前后诸证的情志异常、失眠、行走困难等表现极为相似。《内经》最早记载了"骨痿"和"骨枯"的病名，骨痿以症状命名，骨枯以病机命名。《素问·痿论》载："肾气热，则腰脊不举……发为骨痿。""远行劳倦，逢大热而渴……热合于肾，肾者水脏也。今水不胜火，则骨枯而髓虚，故足不任身。"《灵枢·经脉》载："足少阴气绝，则骨枯。"均体现了绝经前后诸证肾阴虚的病机。

妇女在绝经前后由于肾气和天癸日渐衰竭、冲任俱虚、脏腑功能紊乱，往往可见月经紊乱。《金匮要略》一书中最早描述了"妇人年五十所，病下利数十日不止"的情况。宋代对于绝经前后月经紊乱的记载较前代有相当数量的增加，包括"妇人天癸已过期，经脉不匀""妇人天癸过期而经脉不调""妇人卦数已尽经水当止而复行""妇人年及五十以上经血暴下"等多种论述。明清时期明确出现了诸多关于绝经前后月经不调的病名，多以发病年龄和症状表现来命名。《傅青主女科》提出了"年老血崩""年老经水复行"之名；《辨证录》载有"老妇血崩"；此外还有"过期不止""倒经""败血""限外经行""老妇行经"等相关病名的记载。《内经》中记载了老年人生理变化的特点。《素问·阴阳应象大论》载："人年四十而阴气自半也，起居衰矣。"《灵枢·天年》曰："五十岁，肝气始衰，肝叶始薄，胆汁始减，目始不明。"根据"乙癸同源"的理论，女子绝经前后，若肾精不足，则肝阴血亦随之亏虚。

综上所述，其病机可归结为以肾精亏虚为本，兼脏腑气血失调。绝经前后妇女若精血不足，则肝肾阴虚、心肾失交；若气血不和，则肝脾不调。痰、瘀、火为其病理产物。金元时期，刘完素提出了绝经期妇女"病位在脾"的重要论断。脾胃为气血之海，治疗上以后天来补先天。足阳明胃经多气多血，通过足三里、丰隆、下巨虚进行温针灸以调理气血，配合任脉、足太阴脾经腧穴以达调理冲任的目的。

三十一、瘿瘤

瘿瘤是常见的头颈外科疾病，女性的发病率比男性高2～4倍，临床表现为颈部肿块、压迫等症状，严重者可侵犯周围组织引起声嘶、吞咽困难、呼吸困难等。瘿瘤属于西医学的甲状腺肿瘤范畴，甲状腺肿瘤以结节性甲状腺肿、甲状腺腺瘤、甲状腺癌等较为常见。

瘿瘤热证，多伴颈前轻度或中度肿大，一般柔软、光滑，烦热，容易出汗，性情急躁易怒，眼球突出，手指颤抖，面部烘热，口苦，舌质红，苔薄黄，脉弦数。实证：气郁痰阻者多伴颈前正中肿大，质软不痛，胸闷，喜太息，或兼胸胁窜痛，病情的波动常与情志因素有关，苔薄白，脉弦。痰结血瘀者多伴颈前肿块，按之较硬或有结节，肿块经久未消，胸闷，纳差，苔薄白或白腻，脉弦或涩。虚证，多伴瘿肿或大或小，质软，病起缓慢，心悸不宁，心烦少寐，易出汗，手指颤动，眼干，目眩，倦怠乏力，舌质红，舌体颤动，脉弦细数。

【治疗】

以化痰散结为主，辅以理气、化瘀、清热、补虚。以阿是穴和足阳明经穴为主。

【选穴】

主穴：百会、阿是穴、天突、膻中、足三里、丰隆、下巨虚。

配穴：肿块质软、胸胁窜痛，配太冲、内关；肿块较硬、经久未消，配中脘、血海；急躁易怒、面部烘热，配期门、行间；心悸不宁、倦怠乏力，配太溪、照海。

【操作】

百会，平刺 0.5～0.8 寸，平补平泻。阿是穴，以颈部穴位为主，以斜刺为主，施捻转提插泻法。天突，先直刺 0.2～0.3 寸，然后将针尖向下，紧靠胸骨柄后方刺入 1～1.5 寸，施捻转泻法。膻中，平刺 0.3～0.5 寸，施术同前。足三里，直刺 2 寸，施捻转提插补法，以酸胀感向四周扩散为度。丰隆，进针 1～1.5 寸，施捻转提插泻法。下巨虚，直刺 0.5～1.5 寸，平补平泻。对足三里、丰隆、下巨虚实施温针灸，针刺得气后，将艾炷（直径 2cm）置于针柄上点燃，以穴位局部皮肤潮红为度，留针 30～40 分钟。

【疗程】

每周针刺 3 次，10 次为 1 个疗程。

【组穴依据】

百会位于头部，可升举阳气，清利头目，健脑益神，"百病皆主"。瘿结肿于喉部，故取天突、局部阿是穴以疏通气血。膻中为气之会穴，可行气活血、化痰消肿。瘿肿局部为足阳明胃经所过之处，足三里、丰隆、下巨虚系足阳明胃经腧穴，阳明经"多血多气"，温针此三穴可活血通络、健脾化痰。

【验案举例】

张某，女，54 岁。

主诉：多汗3个月余。2023年8月16日初诊。

病史：患者3个月前无明显诱因出现多汗，就诊于某医院，查甲状腺彩超示甲状腺双叶实性及囊实性结节，大小约10mm×6mm，左叶结合穿刺结果考虑滤泡性肿瘤，大小约38mm×19mm，建议随访。现症见：多汗，以手脚心出汗为甚，咽部无明显异物感，无吞咽困难，纳少，寐欠佳，二便正常。西医诊断为"甲状腺滤泡性肿瘤"，中医诊断为"瘿瘤"。

查体：血压126/79mmHg，心率78次/分。舌淡苔滑，脉左尺洪滑、右细。

主穴：百会、阿是穴、天突、膻中、足三里、丰隆、下巨虚、三阴交、太溪、照海。

操作：百会、阿是穴、天突、膻中、足三里、丰隆、下巨虚，操作手法同前。三阴交，直刺1～1.5寸，施捻转提插补法。太溪，直刺0.5～1寸，施术同前。照海，直刺0.5～0.8寸，施术同前。对足三里、丰隆、下巨虚穴实施温针灸，针刺得气后，将艾炷（直径2cm）置于针柄上点燃，以穴位局部皮肤潮红为度，留针30～40分钟。

治疗经过：采用上法治疗6次后，多汗症状明显减轻，睡眠质量改善。治疗3个疗程后复查甲状腺彩超，2023年11月18日甲状腺彩超示右侧低回声结节，大小约9.6mm×4.8mm，左侧低回声结节，大小约37mm×18mm。

【按语】

《吕氏春秋》中最早记载了瘿病的病因病机，指出："轻水所，多秃与瘿人。"《诸病源候论·瘿候》记载："诸山水黑土中，山泉流者，不可久居，常食令人作瘿病。"指出甲状腺结节与饮食、环境密切相关。《圣济总录·瘿瘤门》曰："妇人多有之，缘忧郁甚于男子也。"强调情绪在瘿病的发生中具有重要作用，同时发现女性的患病率高于男性。《外科正宗·瘿瘤论》认为："夫人生瘿瘤之症，非阴阳正气结肿，乃五脏瘀血、浊气、痰滞而成。"表示瘿病的发生主要是痰浊、气滞、瘀血阻滞郁结于颈部而成。

　　明代朱橚在《普济方》中记载："夫瘿之初结者，由人忧虑，志气常逆，蕴蓄之所成也。"《太平圣惠方》："夫瘿之初起，由人忧恚气逆，蕴蓄所成也。"清代高思敬的《外科问答》中亦有"瘿瘤……此症得自郁怒伤肝"之说。由以上记载可知，古代医家通过长年临证经验发现并总结出瘿瘤病的病因病机，即患者瘿病的形成主因七情不舒，情志不畅，忧思过度，导致肝气郁结，肝失疏泄，气机郁滞，气行不畅，影响全身水液及血液的运行输布，为痰为瘀，滞于颈前。治疗上以理气化痰为主。"见肝之病，知肝传脾，当先实脾"，足阳明经多气多血，通过对足三里、丰隆、下巨虚进行温针灸以调理气血，配合针刺颈部阿是穴等，以达到理气化痰散结的目的。

三十二、眼科病（目赤肿痛）

目赤肿痛多为眼科急性病的主要临床症状，归属于中医学中的"天行赤眼""暴风客热""赤脉传睛"等范畴。其多因外感风热时邪或肝胆火热引起，循经上扰致经脉痹阻，发生目赤肿痛。辨证分为外感风热、肝胆火盛，兼有头痛、发热、脉浮数等为风热；兼有口苦、烦热、便秘、脉弦滑者属肝胆火盛。在西医学中可属于急性结膜炎，是由细菌、病毒等微生物感染或多种因素引起的结膜组织炎症，表现为单眼或双眼异物感、烧灼感、畏光、痒、流泪等，发病急骤、传染性强，但病程常有自限性，可于7至14天自愈。

【治疗】

以消肿定痛为主，辅以清泄风热、平肝降火。以眼周穴位、手阳明大肠经穴、足厥阴肝经穴为主。

【选穴】

主穴：合谷、睛明、太阳、攒竹、丝竹空、太冲。

配穴：风热，配少商、上星；肝胆火盛，配风池、侠溪、行间。

【操作】

合谷，直刺 0.5～1 寸，提插捻转泻法。睛明，沿眼角边缘直刺 0.5～1 寸，缓慢进针。太阳，直刺 0.3～0.5 寸，泻法。攒竹，平刺 0.5～0.8 寸，缓慢进针。丝竹空，从前向后沿皮刺，平刺 0.5～1 寸。太冲，直刺 0.5～0.8 寸，提插捻转泻法。两侧感染者,左右皆刺,单侧者除合谷、太冲取双侧外,其余均取患侧穴位,以患部有麻凉感觉为度。病急者,可于耳尖点刺放血。

【疗程】

每天针刺 1 次,6 次为 1 个疗程。

【组穴依据】

阳明、太阳、少阳经脉均循行于目部。合谷调阳明经气以泄风热,《通玄指要赋》曰:"眼痛则合谷以推之。"晴明为太阳、阳明交会穴,可宣泄眼部之郁热。太阳穴乃经外奇穴,可治疗目赤肿痛、泻火解毒。攒竹为治疗眼科疾病的常用穴,与太阳穴相配,加强泻火功效。丝竹空穴为手少阳三焦经的腧穴,可散风止痛、清热明目。少商、上星泄热消肿。风池、侠溪、太冲分属肝胆两经,上下相应,导肝胆之火下行。

【验案举例】

李某,女,28 岁。

主诉:左眼红肿疼痛 2 天。2022 年 4 月 15 日初诊。

病史:患者 2 天前揉眼后逐渐出现左眼红肿疼痛,畏光流泪,兼有头痛、鼻塞不通,微恶风寒,自行外用眼药水未见效。由家属陪同前来就诊。

查体:血压 130/80mmHg,心率 72 次 / 分,体温 37.2℃。左眼眼睑红肿,睑结膜、球结膜均红赤,对视力无影响。舌红,苔黄,脉弦数。

主穴:患侧取晴明、太阳、攒竹、丝竹空、少商、上星；双侧取合谷、太冲。

操作：睛明、太阳、攒竹、丝竹空、合谷、太冲，操作手法同前。少商，浅刺 0.1 寸，或点刺放血。上星，平刺 0.5～1 寸，平补平泻。

治疗经过：治疗 1 次后，患者眼部不适感骤减。治疗 6 次后，患者痊愈。

【按语】

目赤肿痛作为急性结膜炎的症状之一，首见于《素问·气交变大论》："岁金太过，燥气流行，肝木受邪。民病两胁下，少腹痛，目赤痛，眦疡。"本病的发生与肝脏有关。同时，根据五轮学说，白睛属肺，本病的发生亦与肺脏有关。

巢元方在《诸病源候论·小儿杂病诸候·目赤痛候》中提出本病的发生主要因于肝热："肝气通于目。脏内客热，与胸膈痰饮相搏，熏渍于肝，肝热气冲发于目，故令目赤痛也，甚则生翳。"《普济方·卷七十一·眼目门·目赤肿痛》曰："夫目赤肿痛者，以心肺壅滞，积热不散，邪气毒气，干于足厥阴之经，风热交作，上攻于目及两睑间，故其色赤而肿痛。"指出发病源于风热交作。总结而言，本病的发生与肺、肝有关，多为热邪，外感风热时邪，侵袭目窍，郁而不宣；或因肝胆郁热，循经上扰目系，使目络气血壅滞而发病。

根据本病的病机，治疗上以刺泻足太阳、手阳明、足厥阴经穴为主，局部取穴与远端取穴相结合，尤以循经经过眼部经络的腧穴为主。有清泄风热、平肝降火、消肿定痛之功。《玉龙歌》记载："两睛红肿痛难熬，怕日羞明心自焦，只刺睛明鱼尾穴，太阳出血自然消。"治疗多选用睛明、印堂、瞳子髎、太阳、风池、丝竹空、合谷、太冲、行间等，取其中少量配伍或辨证选用均可快速取得良好疗效。

三十三、耳病（耳鸣、耳聋）

耳鸣是指患者自觉耳内有响声，或若蝉鸣，或若钟鸣，或若流水，或若打战鼓，如风入耳等，为耳病的常见症状之一。耳鸣可见于多种耳病过程中，也可单独成为一种疾病，同时伴有不同程度的听力下降，或为耳聋之先兆。《杂病源流犀烛》曰："耳鸣者，聋之渐也。"耳聋是指不同程度的听力下降，甚至听力丧失。两者在病因病机及针灸治疗方面大致相同，故合并叙述。根据发病新久，本病分为实证和虚证。实证者，暴病耳聋，或耳中觉胀，鸣声隆隆不断，按之不减。虚证者，久病耳聋，耳中如蝉鸣，时作时止，劳累则加剧，按之鸣声减弱。

【治疗】

开窍聪耳，辅以疏肝、清热、疏风。以手足少阳经为主，实证针用泻法；虚证兼取足少阴经的穴位，针用补法。

【选穴】

主穴：听宫、听会、耳门、翳风、百会、中渚、足三里。

配穴：肝胆火盛者，配太冲、丘墟；外感风邪者，配外关、合谷；肾虚者，配肾俞、关元。

【操作】

听宫，嘱患者张口，直刺 1 ～ 1.5 寸，用捻转泻法。耳门、听会，嘱患者张口，直刺 0.5 ～ 1 寸，施术同前。翳风，直刺 0.8 ～ 1.2 寸，施术同前。百会，平刺 0.5 ～ 0.8寸，平补平泻。中渚，直刺 0.3 ～ 0.5 寸，用捻转泻法。足三里，直刺 2 寸，施捻转提插补法，令酸胀感向四周扩散为度。属虚证者，对气海、关元实施温针灸，针刺得气后，将艾炷（直径 2cm）置于针柄上点燃，以穴位局部皮肤潮红为度，留针 30 ～ 40 分钟。

【疗程】

每周针刺 5 次，10 次为 1 个疗程。

【组穴依据】

手足少阳两经的经脉均绕行于耳之前，因此取此经耳门、翳风与听会穴此三穴为局部穴，发挥近治作用，可疏通耳部气血，刺之可通利耳窍。听宫乃手太阳经和手足少阳经交会穴，可通经活络，疏通耳部经络气血。中渚为手少阳三焦经穴，具有疏少阳气机、解三焦邪热、活络止痛、开资益聪之功。百会为手、足三阳经和督脉、足厥阴经的交会穴，具有益气升阳的作用。肝胆火盛者，配肝经原穴太冲、胆经原穴丘墟，以清泻肝胆之火；外感风邪者，取外关、合谷以疏散表邪；肾虚者，精气不能上注于耳，故取肾俞、关元、三阴交，可补益肾精，使精气上输耳窍。

【验案举例】

王某，男，58 岁。

主诉：两耳耳鸣 1 个月余。2023 年 5 月 12 日初诊。

病史：患者 1 个月前因工作劳累突发两耳耳鸣，如钟鼓声，按压耳前则鸣声减小，劳累后加重，平素腰酸痛，下午为甚，头沉、口干，烦躁，在外院检查诊断为神经性耳鸣，服中西药无效。

查体：血压 125/70mmHg，心率 72 次 / 分。神清，耳郭、耳道正常，无充血水肿，鼓膜无病理性变化，头颅 CT 正常，胃纳、二便正常，夜寐差，舌苔薄白，脉沉缓。

主穴：患侧取听宫、听会、翳风、百会、中渚、率谷，并取百会、气海、关元、三阴交。

操作：听宫、听会、翳风、百会、中渚，操作手法同前。率谷，平刺 0.5 ～ 0.8 寸。关元，直刺 1 ～ 2 寸。气海，直刺 1 ～ 2 寸。三阴交，直刺 1 ～ 1.5 寸，行提插捻转。对三阴交、气海、关元穴实施温针灸，针刺得气后，将艾炷（直径 2cm）置于针柄上点燃，以穴位局部皮肤潮红为度，留针 30 ～ 40 分钟。

治疗经过：采用上法治疗 6 次后，耳鸣已消失，仅在下午偶有耳鸣，余症皆减轻。

【按语】

"耳鸣耳聋"从《内经》时代一直沿用至今。"耳鸣"一词首次出现于《内经》中。《素问·脉解》曰："所谓耳鸣者，阳气万物盛上而跃。"此作为一个症状而非疾病出现。

后《诸病源候论》将其列为耳疾之一候，耳鸣开始作为病名出现。《素问·脉解》中记载："所谓浮为聋者，皆在气也。"耳聋病名一直沿用至今。

本病的发生，与多个脏腑有关。肾开窍于耳，由于肾精亏耗而致耳鸣耳聋。《诸病源候论》明确提出，肾气不足，则耳鸣苦聋。又提出："血气不足，宗脉虚，风邪乘虚，随脉入耳，与气相击，故耳鸣。"肝为风木之脏，性喜条达，主疏泄而藏血，多种耳病常因肝脏失调而引起。《明医杂著·耳鸣如蝉》认为："多先有痰火在上，又感恼怒而得，怒则气上，少阳之火客于耳也。"耳为心之寄窍，心主火，肾主水，心火与肾水相互制约，共同维护耳的功能。心虚血瘀也可导致耳鸣。

由此总结，耳鸣耳聋的病因病机以肾脏为主，心、肝、脾、肺为辅，而肾脏又以虚证为主，主要是肾阴虚，心、肝两脏以实证为主。故在治疗上首辨虚实，选穴位以手足少阳经穴为主。因为手足少阳经脉均是"从耳后入耳中，出走耳前"，经脉所过，主治所及。临床上以局部及远端配穴相配伍，并根据不同证型，属肾虚者，选取气海、关元、三阴交进行温针灸，配合针刺手足少阳经腧穴，达到开窍聪耳的目的。

三十四、鼻病（鼻渊）

鼻渊是因邪犯鼻窦，窦内湿热蕴积，酿成痰浊所致，以鼻流腥臭浊涕、鼻塞、嗅觉丧失为主症。本病主要指西医的急、慢性鼻窦炎，中医又名"脑漏"。目前虽治法较多，但由于鼻窦的局部解剖因素，中西药物难以渗透，故本病易反复发作。迁延日久难愈者，还可形成慢性鼻窦炎，出现嗅觉减退、反复易感冒及鼻源性头痛等症状。肺开窍于鼻，风热之邪蕴积于肺，可上灼鼻窍，发为涕渊。中医学认为，鼻渊的发生与肺经受邪有关。

肺经风热多见于发病初期，头痛鼻塞，涕多色白或微黄，伴恶寒发热，咳嗽痰多，鼻黏膜充血，鼻甲肿大，苔薄白，脉浮数。湿热内蕴多见于急性鼻渊，症见鼻塞流涕，涕多黄稠，头痛较甚，鼻黏膜充血肿胀明显，舌红，苔黄腻。肺虚邪恋多见于慢性鼻渊，症见鼻塞涕多或黄或白黏，头昏重痛，不闻香臭，记忆力减退，反复缠绵难愈，鼻黏膜色淡暗、肿胀，每因感冒而加重，舌淡苔白腻，脉濡。

【治疗】

清热宣肺，通利鼻窍。以手太阴、阳明经穴为主。

【选穴】

主穴：迎香、鼻通、印堂、风池、列缺、合谷。

配穴：肺经风热，配外关、尺泽；肝胆湿热，配太冲、阳陵泉；脾胃湿热，配内庭、阴陵泉、丰隆、上巨虚；肺虚邪恋，配肺俞、脾俞、太渊、足三里、丰隆。

【操作】

迎香，略向内上方斜刺 0.3～0.5 寸，实证施捻转泻法，虚寒证用补法。鼻通，向内上方平刺 0.3～0.5 寸，施术同前。印堂，平刺 0.3～0.5 寸，平补平泻。风池，针尖微向下，向喉结斜刺 0.8～1.2 寸，实证施捻转泻法，虚寒证用补法。列缺，向上斜刺 0.3～0.5 寸，施术同前。合谷，直刺 0.5～1 寸，施术同前。

【疗程】

每天针刺 1 次，6 次为 1 个疗程。不愈者，休息 1 日，继续进行下 1 个疗程。

【组穴依据】

手阳明大肠经循行于鼻孔，可治疗鼻部疾患。合谷和迎香，两穴同属于手阳明大肠经，两穴相配伍疏调手阳明经气，清泄肺热，体现出"不盛不虚，以经取之"的治疗原则。鼻为肺窍，列缺为肺经络穴，取列缺以宣肺气、祛风邪、通鼻窍。印堂位于督脉靠近鼻部，鼻通为经外奇穴，位于鼻之两侧，两者共用，可散局部郁热以通鼻窍。风池疏风利窍，为治鼻病的有效穴。且风池在项部，位于身体后部，鼻通、印堂位于人体前部，腹背阴阳配穴，《内经》中称为"偶刺"，可通调人体阴阳之气。

【验案举例】

丁某，女，26 岁。

主诉：鼻塞、流黄脓涕 5 日余。2023 年 8 月 10 日初诊。

病史：患者既往有鼻窦炎病史，反复发作三年余。近期因进食辛辣火锅，加之受寒后复发，现鼻塞、流腥臭脓涕，伴有前额疼痛，口干咽痛不欲饮水，小便黄赤。

查体：血压 108/62mmHg，心率 78 次 / 分。鼻甲红肿、充血明显，双中下鼻道有大量黄色脓涕，额窦部压痛明显。鼻窦 X 线片示两侧上颌窦腔充气良好，内未见明显异常；额窦发育不良，密度增高，黏膜肥厚。胃纳差，小便黄赤，大便 2 日未行，夜寐差。舌红苔黄，脉数。

主穴：迎香、鼻通、印堂、风池、列缺、合谷、内庭、阴陵泉、丰隆。

操作：迎香、鼻通、印堂、风池、列缺、合谷，操作手法同前。阴陵泉，直刺 1 ～ 2 寸，施术同前。内庭，直刺 0.5 ～ 0.8 寸，施术同前。丰隆，直刺 1 ～ 1.5 寸，施术同前。

治疗经过：采用上法治疗 6 次后，症状明显改善。治疗 2 个疗程后，鼻渊症状基本消失。

【按语】

鼻渊作为疾病，早在《素问·气厥论》中就有记载，文中提出"胆移热于脑，则辛頞鼻渊"，这是最早对鼻渊病因病机的认识。后世医家又各自提出了不同的观点。如明代张景岳的《景岳全书·卷二十七·鼻证》载："新病者多由于热，久病者未必尽为热证，此当审察治之。"明确指出了鼻渊的发病分为寒、热二证。张景岳又提出："凡鼻渊脑漏虽为热证，然流渗既久者，即火邪已去，流亦不止，以液道不能局固也。"病久正虚者多责之于肺脾气虚。清代林珮琴的《类证治裁·鼻口症》曰："有脑漏成鼻渊者，由风寒入脑，郁久化热。"认为风寒入脑、郁久化热是鼻渊的病机。总结而言，鼻渊有实证和虚证之分，实证因外邪侵袭，致肺、脾胃、肝胆等脏腑失调，郁热或湿热上蒸鼻窍所致；虚证因久病致肺脾气虚，浊蒙清窍而发。

本病的治疗，因鼻部特殊的解剖结构及经脉循行，历代取穴差异不大。鼻为肺窍，手阳明与手太阴相为表里，故选穴均以此二经与鼻周局部取穴为主，迎香、鼻通、印堂、风池、列缺、合谷，搭配相应加减，均可取得较好疗效。但是对鼻渊病一味清泻，则近期疗效尚可，远期疗效不佳，易反复发作，形成慢性病程。故在针刺同时，考虑到久病肺脾气虚的特点，可加用温针灸以温肺燥湿除涕，收到病除痛止之效。

三十五、喉病（咽喉肿痛）

咽喉肿痛是以咽喉部红肿疼痛、吞咽不适为主要症状的疾病，多见于西医学的急性扁桃体炎、急性咽炎和单纯性喉炎、扁桃体周围脓肿及咽后壁脓肿等疾病，属于中医学"喉痹""喉痈""乳蛾"等范畴。

咽喉部是经脉循行交会之处，《儒门事亲·喉舌缓急砭药不同解》曰："十二经，唯足太阳别项下，其余皆凑于喉咙。"在十二经脉中，除手厥阴心包经和足太阳膀胱经间接通于咽喉外，其余经脉都直接与咽喉有关联，故全身五脏六腑的经气皆可上达咽喉。这些脏腑若有病变，病邪可循着经脉上达咽喉，出现咽喉疼痛等不适。历代医家尤其重视肺、胃、肾对于咽喉肿痛的影响。本病的发生多归属于火热，火热之邪结于咽部，咽喉机窍不利而发病，有外感也有内伤，有虚火也有实火。实证者见咽喉红肿疼痛，吞咽困难，可兼有咳嗽、口渴咽干、便秘、尿黄，舌红苔黄，脉洪大。虚证者见咽喉稍肿，色暗红，疼痛较轻，或吞咽时觉痛楚，微有热象，入夜症状加重，舌红少苔，脉细数。

【治疗】

消肿利咽，辅以清热、养阴。以局部穴及手太阴经穴、足阳明经穴为主。

【选穴】

主穴：天突、少商、合谷、列缺、尺泽、关冲、鱼际。

配穴：恶寒发热，配风池、外关；吞咽困难，配廉泉；疼痛入夜为甚，配太溪、照海。

【操作】

天突，先直刺 0.2 ～ 0.3 寸，然后将针尖向下，紧靠胸骨柄后方刺入 1 ～ 1.5 寸。少商，浅刺 0.1 寸，或点刺出血。合谷，直刺 0.5 ～ 1 寸，施提插捻转泻法。列缺，向上斜刺 0.3 ～ 0.5 寸，平补平泻。尺泽，直刺 0.8 ～ 1.2 寸，施术同前。关冲，浅刺 0.1 寸，或点刺出血。鱼际，直刺 0.5 ～ 0.8 寸，平补平泻。虚证可于合谷、足三里、丰隆等穴实施温针灸，留针 30 ～ 40 分钟。

【疗程】

每周针刺 5 次，10 次为 1 个疗程。

【组穴依据】

少商为手太阴肺经井穴，使用泻法，或点刺出血，可清泄肺热。尺泽为手太阴肺经的合穴，泻肺经湿热，取"实则泻其子"之意。合谷属手阳明大肠经，能疏泄阳明之郁热。表里经的少商与合谷配伍取穴，体现了《素问·阴阳应象大论》"从阴引阳，从阳引阴"的理论，起到调节阴阳的作用。配以三焦经井穴关冲，点刺出血，加强清泄肺胃之热，达到消肿利咽的作用。列缺穴为手太阴肺经的络穴，可通手阳明大肠经、任脉，同时又为八脉交会穴之一，一穴通三经，因此能治疗三经的病症，该穴不仅可清泄肺经及大肠经的郁热邪毒，还能通过与任脉的联系发挥滋阴生津之效，濡润咽喉。鱼际为手太阴经荥穴，荥主身热，起到清肺泻火的作用。

【验案举例】

丁某，男，26 岁。

主诉：咽喉疼痛 3 天。2022 年 8 月 13 日初诊。

病史：患者 3 天前无明显诱因出现咽喉肿痛，伴有发热、头痛，体温最高 38.4℃，至五官科就诊诊断为急性扁桃体炎，予以青霉素及清热解毒药物治疗。治疗后体温有所下降，现咽喉红肿疼痛，吞咽困难，咽干，口渴。

查体：血压 126/82mmHg，心率 88 次/分，体温 37.8℃。扁桃体红肿，隐窝处有黄白色渗出物，咽峡部红肿口干，胃纳差，小便调，大便干结，睡眠可，舌红苔黄腻，脉滑数。

主穴：少商、合谷、列缺、尺泽、关冲、大椎。

操作：少商、合谷、列缺、尺泽、关冲，操作手法同前。大椎，向上斜刺 0.5 ～ 1 寸，或刺络拔罐。

治疗经过：采用上法治疗 3 次后，患者体温恢复正常。停用大椎，加太溪。治疗 1 个疗程后，症状已基本消失。

【按语】

喉痹之名最早见于《内经》。《素问·阴阳别论》谓："一阴一阳结，谓之喉痹。"《内经》中论述了喉痹的病因病机，提出喉痹与肺、肾、胃具有密切关系，如《灵枢·经脉》载："胃足阳明之脉……是主血所生病者，狂疟温淫，汗出，鼽衄，口㖞唇胗，颈肿喉痹……肾足少阴之脉……是主肾所生病者，口热，舌干，咽肿上气，嗌干及痛。"《灵枢·本脏》亦载："肺大则多饮，善病胸痹、喉痹、逆气。"

《伤寒论》指出邪客少阴致咽喉不适，有寒热虚实之分。少阴有热时，虚火可循经上扰，故有"咽痛，胸满心烦"；少阴客热，循经上扰则"咽痛"；热伤少阴之络则"咽中伤，生疮，不能语言，声不出"；少阴热邪由脏及腑，津液枯竭则"口燥咽干"。再者肺、胃有热，必相互影响，火热循经上攻，其人必咽痛，如"阳明病，但头眩，不恶寒，故能食而咳，其人咽必痛。""阳明中风，口苦咽干。""阳明病，脉浮而紧，咽燥口苦。"总结而言，本病的发生多因风热外袭、肺胃实热、肺肾阴虚。其病位在咽喉，涉及肺、胃、肝、肾等脏腑。针灸对咽喉肿痛有较好的疗效，但应配合对原发病的治疗。

治疗方面，实证以手太阴、手足阳明经穴为主，虚证以足少阴经穴为主。从经脉特性来看，"阳明经多气多血，太阴经多气少血"，肺经的 11 个经穴中，有 7 个经穴可用于治疗咽喉疾病，包括尺泽、孔最、列缺、经渠、太渊、鱼际、少商。从经脉病候主治来看，肺经和大肠经的病候均与咽喉热性疾病密切相关。如《灵枢·经脉》描述手太阴"是动则病，肺胀满，膨膨而喘咳"，手阳明"是主津所生病者，目黄、口干、鼽衄、喉痹……气有余，则当脉所过者热肿"。同时本病重视循经井穴刺血，井穴位于四末，为阳气聚集之处，营卫郁遏不通，则郁而化热，针刺井穴可通营卫、泻郁热。少商、商阳、关冲作为各经井穴，既可泻同经之热，又可泻全身之热，共达清利咽喉之功。

三十六、瘾疹痤痱

瘾疹是一种以皮肤出现风团，时隐时现，伴瘙痒性、过敏性为主要表现的皮肤病。其临床特点是皮肤上出现风团皮疹，色红或白，形态各异，发无定处，骤起骤退，退后不留痕迹，自觉瘙痒。《诸病源候论·风瘙身体瘾疹候》曰："邪气客于皮肤，复逢风寒相折，则起风瘙瘾疹。"古代文献中称之为"瘾疹""风疹块"等。临证多分为风邪袭表、胃肠积热、脾经湿热、血虚风燥等证候类型，其基本病机是营卫失和，邪郁腠理，治以调和营卫、疏风止痒为主。本病相当于西医学中的荨麻疹。

痱痤属夏季的季节性皮肤病，为暑月汗出皮肤感染之病证。其病因多为肺热脾湿，或夏月风热邪毒搏于肌肤所致。其大者名痤，小者名痱。痤即热疖，大如酸枣，小如黄豆，皮色赤红，内有脓血，俗名"痱子"，又叫作痱、热痱、痱毒。此对应西医学中的红色粟粒疹，多发于高温环境，多见于小儿、肥胖、发热者，好发于颈周、胸背、头部，出现针头至粟粒大小丘疹、丘疱疹，周有红晕，常成片状，一批消退，一批又生，自觉痒，搔抓后可成脓疱。痱即痱疮，皮损处始起小疱，渐变脓疱，刺痒而微痛，多发生于青壮年，好发于面部、上肩胛间，初为毛囊性小丘疹，顶端有黑色栓塞物，无自觉症状，有时微痒，重者疼痛。痤与痱皆是夏季暑热之病，只是程度不同。

【治疗】

瘾疹以祛风活血为主，痱痤以清暑散热、解毒利湿为主。治疗以手足阳明经穴、背俞穴为主。

【选穴】

主穴：膈俞、肺俞、曲池、血海、合谷、三阴交、风市。

配穴：脾胃虚弱，配中脘、足三里；肝肾亏虚，配气海；热盛，可予大椎、委中放血治疗。

【操作】

肺俞，斜刺 0.5 寸，平补平泻。膈俞，斜刺 0.5 寸，平补平泻。曲池，直刺 1 ～ 1.5 寸，施捻转提插泻法。合谷，直刺 0.5 ～ 1 寸，施捻转泻法。血海，直刺 1.5 寸，施捻转提插补法。风市，直刺 1 ～ 1.5 寸，平补平泻。三阴交，直刺 1 寸，施提插补法，令酸胀感传至脚底为度。委中，直刺 1 寸，施快速提插泻法，若有出血，不进行按压。虚证者，对足三里、气海、关元穴实施温针灸，针刺得气后，将艾炷（直径 2cm）置于针柄上点燃，以穴位局部皮肤潮红为度，留针 30 ～ 40 分钟。

【疗程】

每周针刺 3 次，10 次为 1 个疗程。

【组穴依据】

曲池是治疗瘾疹的常用腧穴，是治疗瘾疹的要穴，可散风止痒、调和营卫、清解阳明。《灵枢·寿夭刚柔》中言："病在阳之阳者，刺阳之合。"肺与大肠相表里，曲池可助肺解表，清泻皮毛之邪。合谷为手阳明经之原穴，可理气通经。曲池与合谷同用，善于开泄，既可疏风解表，又能清泻阳明，故凡瘾疹者皆可用之。肺俞为肺之背俞穴，为肺的脏腑之气直接输注的部位。"肺合皮毛"，针之可宣肺解表，宣透郁闭于腠理之风邪。

依据"治风先治血"的治疗原则，治疗血证引动风邪的疾病，治血为本，治风为标，可通过补血、活血等方法，达到润燥祛风、和营止痒的目的。本病邪在营血，膈俞为血之会穴，可活血通脉祛风，治诸血证。血海为足太阴脾经穴，为生血与活血的要穴，可理血和营，达"血行风自灭"之效。三阴交穴为足太阴、少阴、厥阴之会，可通过足三阴经与任脉、督脉、冲脉相通，取之可健脾疏肝、调和气血；取风市穴疏散外寒；取血海穴补益气血、活血止痒。温针灸配合使用，使气血调和，血行风散，阳复寒祛，瘾疹自愈。

【验案举例】

朱某，女，37岁。

主诉：全身散在风团，反复发作2年余，再发2周。2021年11月9日初诊。

病史：患者自诉在2019年秋季冒雨骑车后，全身泛发大小不等风团，伴瘙痒，1小时左右自行消退，未予重视。此后风团反复发作，多在遇冷及劳累后出现或加重，曾前往他院皮肤科诊治，诊断为"慢性荨麻疹"，间断口服依巴斯汀片、氯雷他定片、复合维生素片及汤药，外用地奈德乳膏，症状控制尚可。2周前，患者双手及前臂出现淡红色风团，颜面部轻度浮肿等症状，口服药物缓解后仍复发，未见明显改善。

查体：刻下，双手、前臂、颈部、足踝部淡红色风团，瘙痒不剧，面色淡白，腹泻（日3～4次），四肢不温，时有疲惫感，饮食睡眠可，小便调，月经后期量少，经后腹痛。舌淡苔白，脉沉细。皮肤划痕试验（－）、冰块试验（＋）。

治以调和营卫、温阳散寒。

治疗选穴：膈俞、曲池、血海、合谷、委中、神门、三阴交、足三里、关元、气海。

操作：膈俞、曲池、血海、合谷、委中、神门，操作同前。三阴交行提插补法，对双侧足三里及关元、气海实施温针灸，针刺得气后，将艾炷（直径 2cm）置于针柄上点燃，以穴位局部皮肤潮红为度，留针 30～40 分钟。

治疗经过：采用上法治疗 3 次后，风团基本消失，浮肿改善。治疗 2 个疗程，未复发。后续电话随访，患者诉无再发。

【按语】

本病最早见于《内经》。《素问·四时刺逆从论》中有"少阴有余，病皮痹隐轸"的记载。"瘾疹"一词作为病名的最早记录见于《神农本草经》，内有"茎主瘾疹痒，可作浴汤"的记录，提到了治疗瘾疹的药物及"作浴汤"的治疗方法。东汉张仲景的《金匮要略》将本病称为"瘾疹"，记载有："邪气中经，则身痒而瘾疹。"晋代皇甫谧在《针灸甲乙经》中称其为"隐疹"，提出针天突穴可治之。禀赋不耐是本病发病的基础。《灵枢·百病始生》："风雨寒热不得虚，邪不能独伤人。"《诸病源候论·风瘙痒候》曰："风瘙痒者，是体虚受风，风入腠理，与血气相搏，而俱往来在于皮肤之间。"风邪是本病发病的关键。《金匮要略·水气病脉证并治》中记载："风气相搏，风强则为瘾疹，身体为痒，痒为泄风，久为痂癞。"强调风邪为导致本病的首要外邪。《针灸大成》中有"曲池主风隐疹"的记载，《千金翼方》中也有"瘾疹，灸曲池二穴"等相关治疗方法的记载。

瘾疹乃临床常见的皮肤科疾患之一，其发病多因风邪侵袭、营卫失和、邪郁腠理所致。因属风证，故临床治疗多采用"治风先治血，血行风自灭"的原则。盖因风邪入侵，致气血不和；又或气血不和可使风邪致病。故治疗上可通过养血、活血、凉血等治血祛邪之法，祛内外风邪；亦可通过益气养血以充盈营血、畅达运行等治血扶正之法，使外风不得入，内风不得生，则可达治病求本、未病先防之效。

三十七、疔疮

疔疮是中医外科常见病，是一种发病迅速，易于变化且危险性较大的急性化脓性疾病。多发于颜面和手足等处。其临床特点是疮形虽小，但根脚坚硬，有如钉丁之状，病情变化迅速，容易造成毒邪走散。如果处理不当，发于颜面部的疔疮很容易"走黄"而有生命危险；发于手足部的疔疮则易损筋伤骨而影响肢体功能。疔的范围很广，名称繁多，证因各异。根据发病部位和性质不同，可分为颜面部疔疮、手足部疔疮、红丝疔、烂疔、疫疔等。本病相当于西医学的疖、痈、气性坏疽、皮肤炭疽及急性淋巴管炎等。

疔疮多因火热之毒为患。其毒或从内发，如恣食膏粱厚味、醇酒辛辣炙煿之品，而脏腑蕴热内生；或从外受，如感受风热火毒，或皮肤破损染毒。火热之毒蕴蒸肌肤，以致气血凝滞、火毒结聚、热盛肉腐而成。若火毒炽盛，内燔营血，则成"走黄"重证。

【治疗】

清热解毒。以局部取穴为主。

【针灸处方】

初期：肿处隔蒜灸。

成脓期：用三棱针于脓肿周围快速点刺，于点刺部位拔罐。

收口期：红肿部位浮刺。

【操作】

隔蒜灸，将蒜切成厚约 2cm 的薄片，置于红肿处，取艾炷置于蒜片上，灸 5 壮，若觉热痛即拿起蒜，蒜焦，更换新蒜片。用三棱针于脓头周围快速点刺 10 余针，使皮肤表面微微出血，随即应用闪火法将罐具迅速吸附于点刺部位，可见脓头周围渗出浅黄色脓水和鲜红色血液，1 分钟左右将罐取下，用消毒干棉球擦净皮肤表面血迹，继予酒精消毒。收口期用 0.25mm × 40mm 针灸针沿红肿部位浮刺，以针尖刺破表皮而不脱落为度，留针 30 分钟。

【疗程】

每周 1 ～ 2 次，5 次为 1 个疗程。

【组穴依据】

隔蒜灸有良好的解毒散结作用，初期脓尚未成时，以消法治之。《灵枢·小针解》提出"菀陈则除之，去血脉也"的治疗原则，故成脓后多采用刺络拔罐法，用消毒针具刺破患者脓头周围的浅表血络，放出积血及脓液，发挥清热解毒、疏通经络、活血消肿之效；配以拔罐透邪外出，可增强祛瘀排脓之功。收口期病邪已位于皮肤浅表层，故予浮刺法，微调经气，疏通经脉，顺应《素问·刺要论》中"病有浮沉，刺有浅深，各至其理，无过其道"之法；同时，浮刺法可引邪外出，以免病邪深入，使余邪得出，疾病自愈。

【验案举例】

胡某，男，57岁。

主诉：右手背红肿疼痛1周。2023年11月21日初诊。

病史：患者于1周前劳动中不慎手部受伤，未及时处理，后引发局部感染，诊查局部红肿，中心有粟粒状脓头，未破溃，触痛明显，遂来求治。

查体：体温36.7℃，心率80次/分，呼吸18次/分，血压130/70mmHg。四诊所见，痛苦神情，纳差，夜寐一般，二便可，舌质红，舌苔薄黄，脉濡数。

操作：初诊用一次性无菌三棱针于脓头周围快速点刺10余针，使皮肤表面微微出血，随即应用闪火法将罐具迅速吸附于点刺部位，见脓头周围渗出浅黄色脓水和鲜红色血液，1分钟左右将罐取下，用消毒干棉球擦净皮肤表面血迹，继予酒精消毒。3日后患者复诊，红肿疼痛较前明显减轻，未见脓头，遂予皮肤针叩刺，以皮肤微微出血为度。五日后患者复诊，红肿处已消，偶有瘙痒感，用针灸针沿红肿部位浮刺，以针尖刺破表皮而不脱落为度，留针30分钟。

治疗经过：1个疗程后，患者皮肤红肿基本消退，稍有瘙痒，自行涂药膏，未再复诊。

【按语】

疔疮最早记载于《素问·生气通天论》："高粱之变，足生大丁。"历代疡科专论对疔疮皆有论述。《外科精义·论疔疮肿》将疔疮的发生归咎于热毒，指出："其论颇同，然皆不离于气客于经络五脏，内蕴毒热。"《外科正宗·疔疮论》曰："疔疮者，乃外科迅速之病也。有朝发夕死，随发随死。"疔疮发病迅速，易恶化，临床危害较大，为历代医家所重视。故民间有"走马看疔疮"之说，以喻治疗疔疮须速不可误。

《备急千金要方·痈肿毒方·疔肿》中记载刺血之法："凡疔疔肿，皆刺中心至痛。又刺四边十余下，令血出，去血敷药，药气得入针孔中。若不达疮内，疗不得力。"后元代医家也在刺疔疮之法上有新的发挥，《仙传外科秘方·治诸疔疮方法》记载："元疔发之上，便打一针，直到痛处便住，血出无妨……四围肿，可以放针出血毒黄水。"

本病的治疗应分期治疗，以未成脓、成脓、收口期来辨证论治。初期范围局限，且疔疮外形较小，疼痛不著，可用消法。脓成时，则需变法，以三棱针挑治，促脓排出。收口期病邪在表，需解表之邪毒即可。

三十八、缠腰龙（带状疱疹）

带状疱疹是由水痘－带状疱疹病毒感染而引起的以皮肤疼痛和水疱形成为特点的急性疱疹性皮肤病，可发生于身体的任何部位。其发病原因主要是感染、肿瘤等疾病引起人体免疫功能低下，激活潜伏于人体内的病毒，从而诱发本病。该病临床表现为沿周围神经分布的群集疱疹，同时伴有剧烈的神经痛，如自发性、持续性灼痛或持续性深在疼痛、跳痛、异常性疼痛和痛觉过敏，常沿着人体某些部位的神经区发病。中医学称之为"缠腰龙""蛇串疮""蛇丹"等。

本病由于肝气郁结，久而化火妄动而发，可见皮损色鲜红，灼热疼痛，水疱饱满，疱壁紧张，口苦咽干，烦躁易怒，苔黄，脉弦滑数。由脾经湿热内蕴，外溢皮肤而发者，见皮损色淡红，起黄白水疱，疱壁松弛，常有糜烂渗出液，脘腹痞闷，苔黄腻，脉滑数。或因兼感毒邪，以致湿热火毒蕴积肌肤，皮疹消退后遗留顽固性疼痛，皮肤色暗。

【治疗】

通络止痛，辅以泻火解毒、健脾利湿。以局部阿是穴为主，辅以循经远取。

【选穴】

主穴：阿是穴、夹脊穴、支沟、太冲、阳陵泉、血海、足三里。

配穴：肝胆湿热，配行间、侠溪；脾经湿热，配膈俞、阴陵泉、三阴交、足三里；热重，配曲池、合谷；发于面颈部，配风池、合谷、外关。

【操作】

阿是穴，斜刺 0.5～1 寸，平补平泻。夹脊穴，直刺 0.5～1 寸，平补平泻。支沟，直刺 0.5～0.8 寸，捻转泻法。太冲，直刺 0.5～0.8 寸，捻转泻法。阳陵泉，直刺 1～1.5 寸，提插捻转泻法。血海，直刺 1～1.5 寸，提插捻转泻法。足三里，直刺 1～2 寸，提插捻转补法。对于后遗神经痛经久不愈者，于足三里、丰隆实施温针灸，留针 30～40 分钟。

【疗程】

每周针刺 5 次，10 次为 1 个疗程。

【组穴依据】

局部以痛为腧，取阿是穴以疏调局部气血，通利经络气机，活络止痛。病毒处脊神经受损，故胸、腰、腹部的病变取同侧相应夹脊穴阻断疼痛冲动传导，胸背多诱发足少阳、足厥阴经病变，取阳陵泉、支沟、太冲等。太冲为足厥阴肝经之输穴，可泻肝经郁火、行气止痛。阳陵泉为足少阳胆经之合穴，支沟为手少阳三焦经之经穴，此二穴对胸胁神经疼痛有良好的止痛作用。脾经湿热可取阴陵泉、足三里、血海、三阴交等穴。血海活血健脾，三阴交燥脾湿、除热毒，以达到健脾化湿止痛之效。足三里为胃经合穴，具有调理脾胃、补中益气、通经活络、扶正祛邪的功效。

【验案举例】

于某，女，34 岁。

主诉：右侧胸背部带状分布水疱伴疼痛 1 周。2022 年 10 月 12 日初诊。

病史：患者 1 周前感冒后右侧胸背部出现带状分布成簇状丘疹水疱伴疼痛，疼痛为持续性刺痛，经皮肤科予抗病毒、营养神经及消炎镇痛对症治疗，皮疹较前消退，但皮损处仍感刺痛、灼痛，劳累后疼痛加重，以夜间为甚，口干口苦，不欲饮食，夜寐差。

查体：血压 110/70mmHg，心率 82 次 / 分。右侧胸背部皮肤见带状分布的丘疱疹，无明显渗出，疱疹周围皮肤红肿，压痛明显。食欲不佳，小便黄赤，大便干结，夜寐差，舌红苔黄厚，脉弦数。

主穴：阿是穴、同侧肋间的夹脊穴，以及患侧的支沟、太冲、阳陵泉、曲池、合谷。

操作：夹脊穴、支沟、太冲、阳陵泉、阿是穴，操作手法同前。曲池，直刺 1 ～ 1.5 寸，用提插捻转泻法。合谷，直刺 0.5 ～ 1 寸，用提插捻转泻法。

治疗经过：采用上法治疗 1 个疗程后，患者胸背部疼痛基本消失，疱疹结痂色暗。再治疗 1 个疗程后，患者临床症状消失。

【按语】

本病首见于《诸病源候论·疮病诸候》："甑带疮者，缠腰生。此亦风湿搏于血气所生。状如甑带，因以为名。"对于此病的症状，清代祁坤的《外科大成》描述为："俗名蛇串疮，初生于腰，紫赤如疹，或起水疱，痛如火燎。"关于辨证论治方面，《医宗金鉴·外科心法要诀》曰："此证俗名蛇串疮，有干湿不同，红黄之异，皆如累累珠形。干者色红赤，形如云片，上起风粟，作痒发热。此属肝心二经风火，治宜龙胆泻肝汤；湿者色黄白，水疱大小不等，作烂流水，较干者多疼，此属脾肺二经湿热，治宜除湿胃苓汤。若腰肋生之，系肝火妄动，宜用柴胡清肝汤治之。"总结而言，缠腰龙的发生是由于肝经郁火或脾经湿热内蕴，又复感火热、湿毒之时邪，以致引动肝火，湿热蕴蒸，浸淫肌肤、脉络而发为疱疹。湿热毒邪阻遏经络，不通则痛，遂发为剧烈疼痛。

本病的治疗以清肝火、利湿热为主。针刺局部阿是穴的方法具有泻火泄毒、调和气血之功能，使病变部位气血运行通畅，达到"通则不痛"的目的。除采用局部围刺外，还可配穴以增强清泻肝火、除湿止痛的功效。缠腰龙多属热证，而温针灸属于灸法的一种。《景岳全书》明示："痈疽为患，无非气血郁滞，留结不行所致。凡大结大滞者，最不易散；必欲散之，非借火力不能速也，所以极宜用灸。"温针灸法治疗带状疱疹，可以借温热之力促使体内郁积的毒热透达体表，即"热者灸之，引郁热之气外发，火就燥之义也"。可使郁积于肌肤之毒迅速解除，丘疹消退，同时灸法温通，行气活血，使经络通畅，通则不痛。《素问·评热病论》云："邪之所凑，其气必虚。"灸法通过"借火助阳"的作用来扶正祛邪，且能直达病所，缩短疱疹的止疱、结痂时间，有显著的止痛效果。

三十九、痔疮

痔疮是发生于肛肠部，以肛门内外出现小肉状突出物，无症状或仅有异物感，也可伴疼痛、肿胀、瘙痒，排便时出血、脱出、肿痛为主症的慢性疾病。直肠下端黏膜下和肛管皮下的静脉曲张，形成静脉团块，又称痔核。痔疮为成年人多发病，常有"十人九痔"之说。

痔疮的发生常与久坐久立、负重远行、嗜食辛辣、酒色过度、久泻久痢、长期便秘、劳倦胎产等因素有关。本病多与湿、热、瘀有关，脏腑功能失调，局部气血运行不畅，风燥湿热下迫，瘀阻魄门，瘀血浊气结滞不散，久则筋脉懈纵而成痔；日久气虚，中气下陷，不能摄纳则痔核脱出；年高、体弱多病者，脾胃功能失常，中气不足，脾虚气陷，无力摄纳，而致肛门坠胀，肿物难以消退。

实证见肛内肿物脱出，肛缘水肿，触痛明显，大便带血，舌暗红，苔白或黄，脉弦细涩。热证见痔疮灼热疼痛，或伴局部肿胀、疼痛、潮湿，或流黄水，肛门坠胀，便血鲜红，舌红，苔黄腻，脉滑数。虚证见久病或年高体弱，伴有脱肛、乏力，便时肛内肿物脱出，不能自行还纳，便血色淡，少气懒言，面色少华，舌淡，苔白，脉细弱。

【治疗】

清热利湿，化瘀止血。取足太阳经及督脉穴为主。

【选穴】

主穴：会阳、次髎、承山、二白、百会。

配穴：肿物脱出、触痛明显，配太冲、血海；灼热疼痛、局部潮湿，配中极、阴陵泉、大肠俞；肿物不能自行回纳，配脾俞、神阙；肛门肿痛，配孔最、飞扬；便秘，配支沟、天枢、上巨虚；便后出血，配孔最、膈俞。

【操作】

次髎、会阳直刺 1～1.5 寸，承山穴向上斜刺 1～2 寸，使针感向上传导，此穴位不宜用强刺激手法。二白直刺 0.5～0.8 寸。百会，平刺 0.5～0.8 寸，平补平泻。对于气陷者，可用温针灸。待针刺得气后，将艾炷（直径 2cm）或艾绒置于针柄上点燃，以穴位局部皮肤潮红为度，留针 30 分钟。并配合艾灸神阙、百会。

【疗程】

每周针刺 1 次，3～4 周为 1 个疗程。

【组穴依据】

本病病位在肛肠，督脉过直肠，膀胱经别入肛中，故本病与膀胱经、督脉关系密切。百会位于头顶处，为督脉、足太阳经交会穴，可提升阳气，通督调神止痛。会阳、次髎、承山均为膀胱经穴，足太阳经别又自踹至腘，别入肛中，故取二穴清泻肛肠湿热，疏导膀胱经气而消瘀滞，并可消肿止痛、凉血止血。二白为治疗痔疮的经验效穴。

【验案举例】

王某，女，36岁。

主诉：反复肛门肿物脱出8年余。2022年8月15日就诊。

病史：患者8年前有生育史。产后长时间卧床，出现肛门脱出肿物，久立、久蹲或便后明显，不可自行回纳。每因劳累而发作，偶有少量出血，神疲乏力，面色少华。

查体：体温36.8℃，心率78次/分，呼吸18次/分，血压120/70mmHg。形体偏瘦，心肺无异常。6点、8点处有2枚分别为1cm×2.5cm、1cm×2cm大小的痔核，直肠指检未探及明显的肿块，指套退出无血染，局部皮肤不红，无肿胀，大便干结，胃纳一般，睡眠可。舌淡，苔白，脉细弱。

主穴：会阳、次髎、承山、二白、脾俞、神阙、百会。

操作：次髎、会阳直刺1～1.5寸，二白直刺0.5～0.8寸，均施提插捻转补法。承山穴向上斜刺1～2寸，使针感向上传导，此穴位不宜用强刺激手法。脾俞穴向下斜刺0.5～0.8寸，待针刺得气后，将艾炷（直径2cm）或艾绒置于针柄上点燃，以穴位局部皮肤潮红为度，留针30分钟。神阙、百会不施针，艾灸20～30分钟。

治疗经过：采用上法治疗2次后症状缓解，肛门脱出物可自行回纳，未见明显便血。6次后肛门肿物明显缩小。

巩固治疗 3 次，1 年后随访未见复发。

【按语】

《素问·生气通天论》中记载了痔的发生是由于"因而饱食，筋脉横解，肠澼为痔"，最早阐述了痔的病因病机，奠定了中医对痔的理论基础。《金匮要略·五脏风寒积聚病脉证并治》则云："小肠有寒者，其人下重便血；有热者，必痔。"《诸病源候论》曰："诸痔者，谓牡痔、牝痔、脉痔、肠痔、血痔也。"对痔病做了初步分类。

宋代王怀隐的《太平圣惠方》中记载："用蜘蛛丝，缠系痔鼠乳头，不觉自落。"这是最早使用结扎疗法治疗痔疮的记载。由于其适应证广，操作简单，远期疗效比较理想，是目前治疗内痔使用最广泛的方法之一。后世医家对痔疾的治疗原则有进一步阐述。《丹溪心法》有言："痔疮专以凉血为主……以解热调血顺气先之。"李东垣在《东垣十书》中也载："治痔瘘大法，以泻火、凉血、除湿、润燥为主。"目前临床治疗时也都遵循"清热解毒，调血顺气，凉血润燥"的原则。《扁鹊神应针灸玉龙经》中记载："痔漏之疾亦可针，里急后重最难禁。或痒或痛或下血，二白穴从掌后寻。"指出了二白穴作为治疗痔疮的经验效穴。《辨证录》言："以湿热在大肠不能久留，势必尽趋于肛门……蓄积久湿热毒……不生痔于肛门之内，必生痔于肛门之外。"唐容川的《血证论》则认为："由肝经血热，渗漏入肠者，乃大肠与各脏相连之义也。"